高血压 24小时 高效管理

王鸿懿　编著

U0306944

中国轻工业出版社

图书在版编目（CIP）数据

高血压24小时高效管理/王鸿懿编著.—北京：
中国轻工业出版社，2022.3
　ISBN 978-7-5184-3758-0

　Ⅰ.①高… Ⅱ.①王… Ⅲ.①高血压—防治 Ⅳ.
①R544.1

　中国版本图书馆CIP数据核字（2021）第240569号

责任编辑：关　冲　付　佳
策划编辑：关　冲　付　佳　　责任终审：张乃柬　　封面设计：锋尚设计
版式设计：上品励合　　　　　责任校对：宋绿叶　　责任监印：张京华

出版发行：中国轻工业出版社（北京东长安街6号，邮编：100740）
印　　刷：北京博海升彩色印刷有限公司
经　　销：各地新华书店
版　　次：2022年3月第1版第1次印刷
开　　本：710×1000　1/16　印张：14
字　　数：220千字
书　　号：ISBN 978-7-5184-3758-0　定价：49.80元
邮购电话：010-65241695
发行电话：0101-85119835　传真：85113293
网　　址：http://www.chlip.com.cn
Email:club@chlip.com.cn
如发现图书残缺请与我社邮购联系调换
201487S2X101ZBW

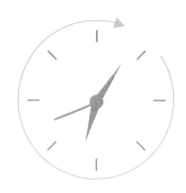

前　言

　　高血压是一种伴随终身的疾病，如果血压控制不达标，就会对心、脑、肾等靶器官造成极大损害，从而严重影响身体健康。因此，对高血压患者来说，在日常生活中保持血压稳定尤为重要。

　　我们知道，在生物钟的调节下，人体的血压在24小时内是不断变化的，通常会出现两个高峰值、一个低谷值，被称为"两峰一谷"现象。这样描记形成的昼夜血压波动曲线状如长勺，我们形象地称这种血压为"勺型血压"。大部分人的血压每天都是如此循环波动，这样也符合人们"日出而作、日落而息"的作息规律。

　　其实，当高血压患者的血压处于"两峰一谷"时，正是心脑血管疾病的高发时段。如何避免发生意外呢？那就需要按照血压的波动规律去安排日常生活。怎么安排？本书中已经给了明确的建议。

　　请高血压患者静下心来，从头至尾认真阅读，并参考书中的建议制订一天的规律生活方案，相信绝大多数患者都能够最大限度地维持血压稳定，轻松地过好每一天。

昼夜 24 小时血压波动节律

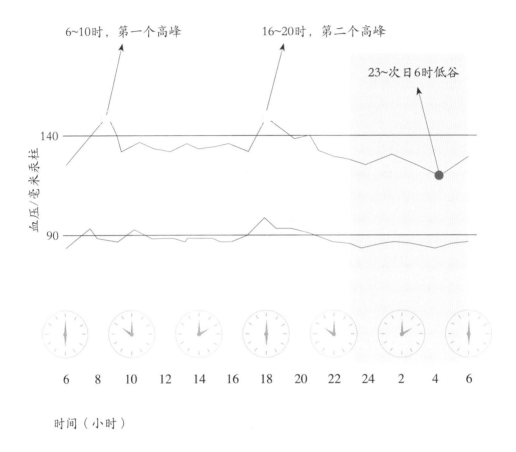

6~10时，第一个高峰

16~20时，第二个高峰

23~次日6时低谷

血压/毫米汞柱

140

90

6　8　10　12　14　16　18　20　22　24　2　4　6

时间（小时）

6:00~10:00: **清晨清醒和起床后，血压明显上升，达到一天中的最高峰**

1.早上起床后做好6件事

2.早起不能做的3件事

3.吃好早餐不凑合

4.发生高血压急症和亚急症怎么办

10:00~16:00： **血压逐渐下降，并趋于平稳**

　　1.空闲之余可以加个餐

　　2.抽时间做做有效运动

　　3.按时吃午餐，营养要均衡

　　4.适当午睡

16:00~20:00： **血压再次逐渐升高至第二高峰，不过其高度比第一个高峰略低**

　　1.不要靠吸烟、咖啡或浓茶来提神

　　2.安排个"下午茶"补充能量

　　3.控制好情绪，保持血压平稳

　　4.服中效降压药的患者该服第二次药了

　　5.晚餐清淡，少吃点

20:00~23:00： **血压开始缓慢降低**

　　1.做好晚间保养

　　2.按时上床，争取睡个好觉

23:00~ 次日早上 6:00： **血压处于低谷期，到夜里 2:00~3:00 降至最低，也就是谷值**

　　1.夜间高血压的注意事项

　　2.夜间低血压性高血压的注意事项

　　3.睡眠呼吸暂停低通气综合征的高血压患者的注意事项

　　4.夜醒后的注意事项

　　5.夜间血压突然升高的紧急措施

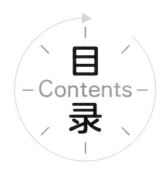

目
-Contents-
录

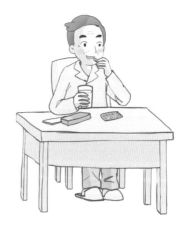

第二章
10:00~16:00 血压逐渐趋于平稳，就继续保持吧

第三章
16:00~20:00 血压再次升高时怎么稳定血压

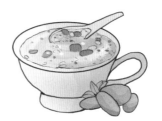

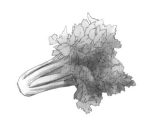

第四章
20:00~23:00 血压逐渐降低时要怎么做

第五章
23:00~ 次日 6:00 血压进入低谷期，重点防血栓

第六章
高血压合并症的日常调养法

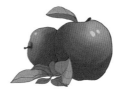

第七章
高血压患者的四季保健法

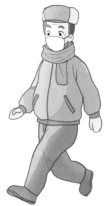

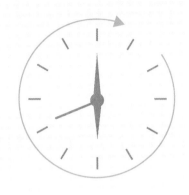

第
一
章

6:00~10:00
血压晨峰，防止发生心脑血管意外

　　早晨睡醒并开始活动以后，血压会从较低水平迅速上升至较高水平，这种清晨血压急剧上升的现象就叫"血压晨峰"。此时，重点是预防心、脑血管意外发生，如心肌梗死、脑卒中猝死等。

早上起床后做好 6 件事

为避免晨起后血压迅速上升带来危险，建议高血压患者在起床后做好6件事，对稳定晨峰期的血压很有帮助。

起床时做好三个半分钟

起床本来是生活中很平常的一件小事，但对高血压患者来说，却是需要格外重视起来的。因为人在睡眠的时候，大脑皮质处于一种抑制状态，血压处于相对较低的水平，而且人处于平卧位时，有部分血液会滞留在四肢，老年人更是如此。如果起床时动作过快、过猛，一下子就坐起来了，人体的交感神经调节速度跟不上，血液来不及回流，大脑一下子就缺血了，就很可能导致患者头晕、摔倒，甚至发生脑血栓或脑梗死。所以，高血压患者在起床时一定要慢，做好"三个半分钟"，也可以称为"三步起床法"。

醒后平卧半分钟

早上醒来后，不要马上坐起来，先保持平卧姿势半分钟，活动活动四肢，转转头颈部，伸伸懒腰，可帮助恢复肢体肌肉和血管平滑肌的张力，促进血液回流。

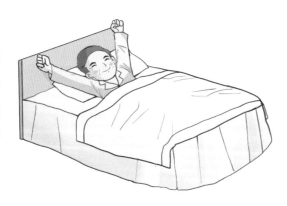

慢慢坐起，保持坐姿半分钟

平卧半分钟后，可慢慢坐起，记住动作一定要缓慢，然后保持坐姿半分钟，在此期间，可以活动上肢和头颈部。如果床头准备了温开水，这时候可以喝一杯，能帮助稀释血液。

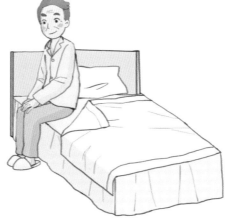

双腿下垂着地，在床沿静坐半分钟

在床上坐半分钟后，慢慢挪到床边，双腿下垂，双脚着地，在床沿静坐半分钟（喝水也可放在这一步）。

完成以上"三个半分钟"后，最后再穿上拖鞋，下床活动。

 鸿懿主任提醒

如果是秋冬季节，最好把厚衣服放在床边随手可及处，在床边静坐时就穿好，以免下床活动时受寒。

喝 200 毫升温水，稀释血液降血压

起床后，高血压患者应该空腹喝一杯温水，因为睡眠时会有隐形出汗和尿液分泌，体内损失了很多水分，血液黏稠度增加，容易形成血栓，发生心脑血管病的风险大大增加。这时候空腹喝一杯温水，可以降低血液黏稠度，增加循环血容量。

每天应该喝多少水

一般来说，健康成年人每天需要喝7~8杯水，每杯200毫升左右，高血压患者也可以按照这个标准补水。

喝什么样的水

首先，要喝温水，不能喝过热或过冷的水，以免损伤消化道。

其次，从水的种类上来说，高血压患者可以喝五种水，但也有五种水不建议喝。

推荐喝的五种水	不建议喝的五种水
矿泉水：含有较多的钙、镁离子，可以帮助调节血管平滑肌细胞的舒缩功能，有利于维持血压稳定	**可乐等碳酸饮料**：碳酸会影响钙吸收，对稳定血压不利
白开水：便宜，卫生，容易被身体吸收，能帮助促进排尿，稳定血压	**果粒橙、冰红茶等含糖饮料**：含糖量高，增加肥胖和糖尿病的风险，不利于血压稳定
鲜榨果汁：既能补水，又能补充多种营养素，但每天的饮用量不要超过每天饮水量的1/5。建议高血压合并糖尿病患者慎饮	**咖啡、浓茶**：其中的咖啡因能使心跳加快，血压升高，加重心肾负担
淡绿茶：绿茶中含咖啡因较少、含茶多酚较多，茶多酚具有分解脂肪、降低血脂的作用，可增强毛细血管弹性，预防心脑血管疾病	**酒水**：升高血压，影响降压药物的效果，甚至导致脑出血等急性意外发生
蜂蜜水：含有多种氨基酸、维生素和矿物质，可以满足高血压患者的日常营养需要，但合并糖尿病者禁饮	**淡盐水**：盐中的钠离子会让血压升得更高

如何科学补水

高血压患者在补水的时候，要注意两个原则：

第一，要主动喝水。千万不要等到感觉口渴时再喝水，因为出现口渴的感觉时，就已经是身体明显缺水的信号，这样不利于血压稳定。

第二，一定要少量多次地喝。除了晨起后要喝一杯水外，高血压患者在一天中的其他时间也要注意喝水。而且不能一次喝很多水，要少量多次地喝，每次喝一杯，200毫升左右即可，这样可避免血容量迅速增加，突然加重心脏的负担，引起意外。

● 运动后喝一杯水：可补充运动时损失的水分，促进血液循环，预防心脑血管疾病的发生。

● 临睡前喝一杯水：可以避免夜间缺水，预防夜间血液黏稠度增加。需要注意的是，夜尿频多的患者应适当控制晚间饮水量，以免影响睡眠。

● 其他日常时间里要均匀分布，比如可每隔1小时喝一些水。

如何判断饮水量够不够

判断饮水量够不够的方法很简单，日常常用的主要有两种：

一是口渴：感觉口渴了，就肯定是身体缺水了，需要赶紧补水。

二是少尿：正常人的尿液通常呈浅黄色或白色，但身体缺水的时候，尿液的颜色会逐渐加深，缺水越多，尿液颜色越深，尿液的气味也越重。

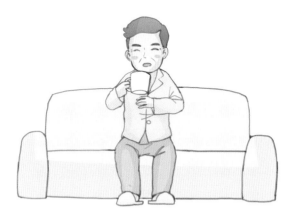

 鸿懿主任提醒

水的需要量会受代谢情况、年龄、体力活动、温度、膳食等因素的影响，所以，在高温环境、体力劳动或运动量较大、大量出汗等情况下，应适当增加饮水量。

定时排便

晨起补水后，高血压患者该去排便了。有的患者会说："我这时候没有便意怎么办？"没有便意也去马桶上坐一会儿，长期坚持这样做，就能形成排便反射，到了时间点就会排大便，养成定时排便的习惯，这样有助于预防便秘。

因为便秘对高血压患者来说是比较危险的，大便干结，排出费力，这时候难免会急躁，需要屏气、用力，这样很容易使腹压增加，血压升高，出现心血管意外事件。所以，高血压患者，尤其是老年高血压患者，一定要注意保持大便通畅，防止便秘。

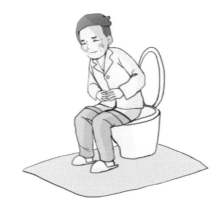

排便时的注意事项

1.坐便不蹲便。高血压患者大便时，最好是采取坐式，不要蹲便，因为蹲便时下肢血管会发生严重屈曲，加上排便时需要屏气，腹内压增高，就容易导致血压升高。

2.排便时要专心。排便时最好别玩手机或看书、看报等，否则会因为分散精力而影响排便。

3.排便时间不宜过长。将如厕时间控制在5~10分钟为宜，如果超过10分钟仍无便意，就应结束，不要一直坐在马桶上等待，否则更不利于排便。

4.排便时不要突然用力。高血压患者排便时应慢慢增加力量，顺势用力，不可用力过猛，以免增加心脑血管的压力。许多心脑血管病患者在厕所突然发作，就是因为用力不当，大便没排下来，血管先爆了。

5.排便后缓慢站起。排便结束后，应先抬起臀部，再慢慢直腰站立，切忌突然站起，因为如果体位变化过快的话，容易导致心脑供血跟不上，发生头晕、眼花、摔倒，甚至骨折等意外事件。

 鸿懿主任提醒

　　有高血压等心脑血管疾病的老年人，最好在厕所里放置急救药品，并且保证灯光明亮，杂物不要乱放。

如何让排便变轻松

1.一般的便秘患者，可通过改善饮食习惯来促进排便。

补充充足的水分，可以起到软化粪便的作用；

多吃富含膳食纤维的食物，如芹菜、韭菜、菠菜、红薯等。膳食纤维能帮助软化粪便，增加食物残渣，刺激胃肠蠕动，促进排便；

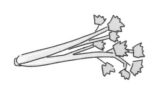 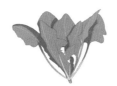

适当多吃一些有润肠作用的食物，比如核桃仁、松子仁、芝麻等，有利于通便；

没有合并糖尿病或心脏病的高血压患者，晚睡前饮用50毫升左右加蜂蜜的温水，也有助于润肠通便。

2.慢性便秘的高血压患者，可每天坚持早晚按摩腹部，具体方法：平躺在床上，双手重叠，按顺时针方向，以肚脐为中心，用掌根部做环形摩揉，当按摩至左下腹时，可适当加力，以不感到疼痛为度。每次摩揉15~20分钟，长期坚持，可有效改善便秘症状。

3.如果通过改善饮食和按摩仍然不能排出大便时，可以使用缓和的泻剂或开塞露。开塞露的主要成分是甘油或山梨醇，能帮助软化大便，刺激肠壁，引起排便反应，还能润滑肠道，使大便易于排出。但如果是顽固性便秘的患者则需及时就医治疗，在医生的指导下改善便秘。

第一步：将封口端剪去，先挤出少许液体润滑开口处

第二步：患者取左侧卧位，放松情绪，放松肛门外括约肌

第三步：家属将开塞露的前端轻轻插入患者肛门后，将药液全部挤入直肠内，保留5~10分钟后再排便

用温水洗漱，避免血压骤升

上完厕所之后，该洗漱了。高血压患者洗漱的时候一定要用温水，水温以30~35℃为宜。因为过热、过凉的水都会刺激血管，影响血管的舒缩，进而影响血压的稳定。

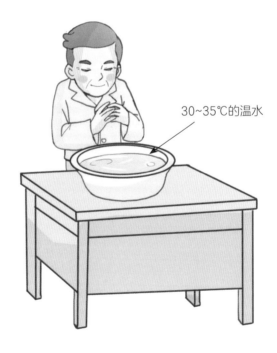

30~35℃的温水

该测血压了

洗漱完毕，接下来就该测量血压了，坚持每天在同一时间测量，可以更准确地掌握自己的血压情况。门诊的时候，有很多患者问我关于血压的问题，我总结了一些患者最为关心的，以及患者不太明白的问题，在这里集中给大家讲一下。

什么是血压，它是怎么形成的

血压，简单来讲，就是血液在血管中流动时对血管壁所产生的侧压力。血液之所以能在血管中流动，就是因为动脉血压的存在。

那动脉的压力是从哪儿来的呢？动脉压力的来源就是心脏。我们知道，心脏是在不停跳动的，在跳动过程中，心脏是收缩、舒张交替进行的。当心脏收缩时，通过挤压将血液迅速射入主动脉，这时主动脉压力急剧升高，并在收缩期的中期达到最高值，称为收缩压，也就是我们通常所说的高压。

心脏收缩后的下一个动作是放松舒张，血液暂时停止射入动脉，以便让血液通过静脉流回心脏，在这个过程中，动脉血管弹性回缩时血液对血管壁形成的压力，称为舒张压，也就是我们常说的低压，是动脉血压的最低值。

总之，心脏就像水塔里的水泵，通过不断跳动产生血压，推动着血液在人体内循环运行，维持机体健康。

最高血压（收缩压）

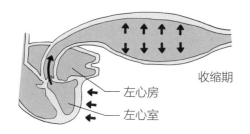

最低血压（舒张压）

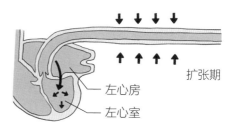

鸿懿主任提醒

正常血压：收缩压＜140毫米汞柱和舒张压＜90毫米汞柱。
正常高值：收缩压130～139毫米汞柱和（或）舒张压80～89毫米汞柱。

什么时候测量血压比较好

测量血压的最佳时间没有统一的标准，一般来说，建议高血压患者在清晨测量血压，也就是晨起后1小时内、早餐前、排尿后这段时间。我们知道，早上6:00~8:00是血压的晨峰，是一天中血压水平最高的时段，监测这个时间段的血压可以更好地了解血压波动的情况，以及降压药物的效果。如果发现异常，可以及时调整用药或就医治疗。

但是，每个患者的血压升高情况不同，比如有的患者夜间血压升高，那就需要在晚上睡前测量。所以，应该根据每个患者的血压情况来安排测量时间，不能一概而论。

在家测血压如何选购血压计

家庭自测血压首先要准备一个符合计量标准的血压计，建议大家选择电子血压计，水银柱血压计已经逐步被淘汰了。很多人以为电子血压计不准，其实不然。正确使用的话，电子式的准确度与水银柱式基本没有差别，而且与水银柱血压计相比，电子血压计对测量技术要求低，使用简便，甚至因为没有人为误差而更准确。除家庭使用外，现在很多医院也都开始使用电子血压计了，只有对结果很怀疑时才用水银柱式来验证。

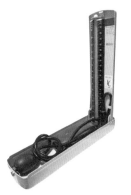

水银柱血压计对测量技术要求高，使用不方便

那怎么选购电子血压计呢？把握好以下三点即可。

第一，血压计一定要符合国际标准。选购的关键是测量的准确度，一定要选择经过国际标准化认证的上臂式电子血压计。目前国际公认的标准有3个：ESH（欧洲高血压学会）、BHS（英国高血压协会）、AAMI（美国医疗器械促进协会）。只要符合其中一个标准，不管是不是进口的，就都可以选用。

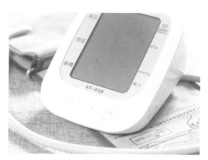

第二，要选择上臂式电子血压计。现在市场上的电子血压计主要有手指式、腕式和上臂式三种。

推荐：上臂式	**不推荐：腕式、手指式**
测量的是大动脉血压，跟水银柱式血压计差异不大，测量准确性好	×腕式：有用但有局限性，老年人及患有血液循环障碍的人群，比如糖尿病、高脂血症、高血压等，由于血管问题，测量误差会比较大，不适用 ×手指式：误差比较大，已经被认为完全没用

第三，测试准确性。选购时，按照说明书的操作方法，多次重复测量自己的血压值，看看其重复性是否良好，只要误差不大就可以。

 鸿懿主任提醒

电子血压计有很多种型号，功能各异，比如有的会发声报数，有的有闹钟提醒等。但不管有多少功能，大家一定要记住一点，就是功能多与少与准确率无关，测血压才是血压计的基本功能。另外，为了保证准确性，电子血压计最好每3个月校正1次，只要与水银柱血压计测量的血压平均值相差小于5毫米汞柱就可以继续使用。

正确测量血压的方法

要想量得准，方法很重要。有些患者反映说在家测血压量不准，那首先就要反思一下，自己测量血压的方法对不对。正确测量血压的方法如下：

1.测量前的准备：测量前30分钟禁止喝酒、喝咖啡，不吸烟，不做剧烈运动，不洗澡，不要进食，排空大小便。测量前5分钟，在温和舒适的环境中安静休息，放松心情。

2.测量过程中：保持安静，不要讲话；坐姿，双脚放平，背部挺直放松，身体不要移动；上臂裸露或只穿较薄的衣物，绑上袖带；小臂平放在桌上，手心朝上。

3.测量1~2分钟后：重复测量，取2次读数的平均值，但若高压的2次读数相差＞10毫米汞柱，则应再测量1次，取3次读数的平均值。

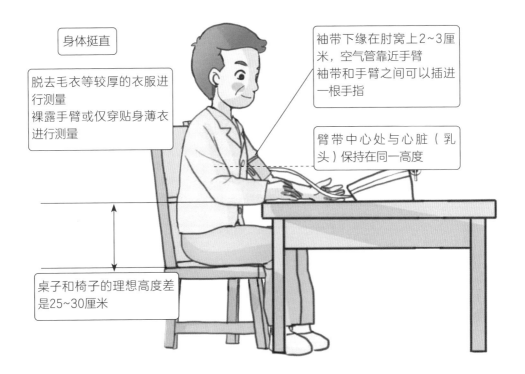

如何保证血压测量的准确性

在家自测血压一定要保证测量的结果准确，这样才能反映出真实的血压水平。那么，怎么才能保证测量准确呢？以下几点需要大家做到：

1.保证每次测量血压时的测量时间、测量部位、测量体位、使用的血压计都要一致。比如你每天早上7点测量血压，那就一直坚持7点；每次都是坐着量，那就最好一直保持坐位，除非有特殊情况。

2.严格按照前面所讲的正确的血压测量方法测量，比如测量前需要注意什么、测量姿势等，这些都要严格遵守。

3.定期检测血压计，因为使用时间久了，电子血压计可能会出现误差，及时校正就能保证测量结果更准确。

4.环境温度也必须注意，以室温20℃左右为宜，过冷过热的环境都会影响血压值。

脉压多少是正常？脉压异常代表什么

什么是脉压呢？脉压就是收缩压与舒张压之间的差值。

脉压 = 收缩压 − 舒张压		
正常范围	脉压增大	脉压减小
30~40 毫米汞柱	> 60 毫米汞柱	< 20 毫米汞柱

大家每天测完血压之后，可以计算一下脉压，比如你的收缩压是110毫米汞柱，舒张压是75毫米汞柱，那脉压就是110-75=35毫米汞柱，在正常范围内。

前面讲了，收缩压和舒张压分别代表血压波动的最高值和最低值，所以，收缩压过高或者舒张压过低，都可能会引起脉压增大或减小。也就是说，脉压反映的就是一个心动周期中血压变化幅度的大小，我们可以用它来预测心血管疾病。

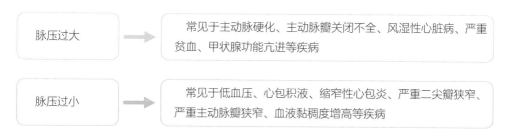

脉压过大 ➡ 常见于主动脉硬化、主动脉瓣关闭不全、风湿性心脏病、严重贫血、甲状腺功能亢进等疾病

脉压过小 ➡ 常见于低血压、心包积液、缩窄性心包炎、严重二尖瓣狭窄、严重主动脉瓣狭窄、血液黏稠度增高等疾病

四肢的血压一样吗

我们测量血压时，通常测量的都是右上臂，于是有的患者就跟我反映，说自己有时候测量左上臂，发现左上臂和右上臂的血压不一样。确实如此，人体四肢的血压值是不一样的。正常情况下：

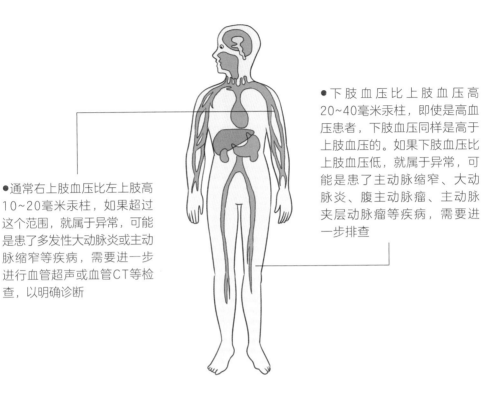

●通常右上肢血压比左上肢高10~20毫米汞柱，如果超过这个范围，就属于异常，可能是患了多发性大动脉炎或主动脉缩窄等疾病，需要进一步进行血管超声或血管CT等检查，以明确诊断

●下肢血压比上肢血压高20~40毫米汞柱，即使是高血压患者，下肢血压同样是高于上肢血压的。如果下肢血压比上肢血压低，就属于异常，可能是患了主动脉缩窄、大动脉炎、腹主动脉瘤、主动脉夹层动脉瘤等疾病，需要进一步排查

为什么要定期测量血压

对高血压患者来说，定期测量血压是非常重要的，因为血压会受气候、情绪、睡眠等多种因素的影响，使血压产生波动。而在临床上，有些患者血压明明很高，却没有症状，这种情况是很危险的。所以，对待血压，千万不能凭感觉，不难受就不测血压。只有定期测量血压，才能及时掌握自己的血压水平，并根据血压波动情况及时调整降压药物和治疗方案，以避免发生严重的心脑血管病。

不同人群应该多长时间测量一次血压

测量血压的时间会随着年龄、病情变化有所调整。

1.有高血压家族史的人：从儿童起就应每半年至1年测量1次血压。

2.30岁左右的年轻人：每年测1次血压。

3.40以上的中老年人：每3个月测量1次，若发现血压≥130/85毫米汞柱，或者有高血压危险因素者，建议每个月测量1次血压，以便尽早发现高血压，尽早治疗。

高血压的危险因素		
肥胖	长期吸烟和饮酒	高盐高脂肪饮食
糖尿病	血脂异常	长期熬夜或失眠
运动过少	女性绝经后	高血压家族史

4.已经确诊并治疗的高血压患者：需每天在固定时间自测血压，如在上午6~8点或下午4~6点的血压高峰期测量。如果血压控制不稳定，需增加测量的次数。

为什么中老年人血压不高也要定期测血压

一般来说，年龄越大，患高血压的可能性越大，而且高血压的发病往往比较隐匿，进展缓慢，很多人可能平时并没有感觉到不舒服，但一旦发现的时候，血压往往已经很高了，甚至已经对心、脑、肾等靶器官造成了不可逆的损害，比如眼底动脉硬化、心室肥厚、肾功能不全等。所以，中老年人即使血压不高，也需要定期测量血压。

老年人更应该关注收缩压变化

随着年龄的增加，老年人的血管会逐渐变硬，弹性越来越差，这时常表现为收缩压升高，而舒张压往往不升高甚至降低。而收缩压升高是脑卒中最主要的诱发因素，因此，为了防止脑血管病的发生，老年人一定要关注收缩压的变化。

老年人年龄	收缩压目标值
> 60 岁	尽量降到 140 毫米汞柱以下
> 80 岁	最好把收缩压降到 150 毫米汞柱以下

老年人早餐后头晕是怎么回事儿

门诊时，总有一些老年高血压患者问我："医生，为什么我一吃完饭就头晕、心慌呢？一量血压还很低，我明明是高血压啊！"根据这些患者的症状判断，可能是餐后低血压导致的。

餐后低血压常发生于老年人，是指进食后出现低血压的情况。因为血压降低，所以会出现心、脑缺血的症状，表现出来就是头晕、乏力、心慌，严重的患者可能会发生晕厥、心绞痛、心肌梗死、脑卒中等。

餐后低血压的诊断标准

● 餐后2 小时内（每15分钟测1次，以最低血压值作为餐后血压），收缩压比餐前下降20毫米汞柱以上

● 餐前收缩压≥100 毫米汞柱，但餐后≤90毫米汞柱

● 餐后血压只是轻微降低，但出现了头晕、乏力等心脑缺血症状

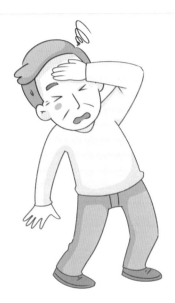

那为什么会出现餐后低血压呢？餐后低血压的发生，可能与以下几个因素有关：

相关因素	具体原因
高龄	随着年龄增加，老年人血压调节功能逐渐下降
药物 + 高碳水早餐	患者在餐前就已经服用了降压药，又吃了高碳水化合物、热乎乎的早餐，比如热粥、包子等，血液集中在胃肠道帮助消化，导致心脏、脑部的循环血量下降，加上餐后降压药的效果也比较强，就容易导致餐后血压下降
体位改变	刚吃完早餐，就站起来出去遛弯儿，体位的改变更容易使血压降低
合并疾病	体质虚弱，或者患有高血压、糖尿病、帕金森病、自主神经功能障碍等疾病的老年人更易出现餐后血压下降

一旦发生餐后低血压，患者应立即平卧下来，头低脚高位，这样可以促进血液回流，以保证心、脑等重要脏器的血液供应。等症状完全消失，或者血压恢复正常后再慢慢坐起，如果没有头晕眼花的感觉，再慢慢站起来行走，以避免摔倒而受伤。

有患者也问过，要如何预防和治疗餐后低血压？首先要找到那些可能的诱因，根据诱因来进行防治。

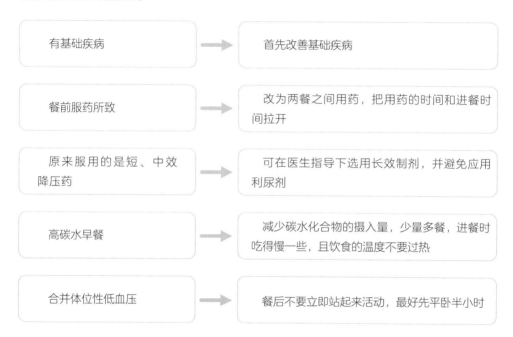

诱因	防治
有基础疾病	首先改善基础疾病
餐前服药所致	改为两餐之间用药，把用药的时间和进餐时间拉开
原来服用的是短、中效降压药	可在医生指导下选用长效制剂，并避免应用利尿剂
高碳水早餐	减少碳水化合物的摄入量，少量多餐，进餐时吃得慢一些，且饮食的温度不要过热
合并体位性低血压	餐后不要立即站起来活动，最好先平卧半小时

 鸿懿主任提醒

如果用这些方法仍然不能改善餐后低血压的情况，那么，就需要及时就医，并进行药物治疗了，以避免心脑血管意外的发生。

血压波动越大越危险

对于高血压的患者来说，如果血压控制得不好，很容易导致血压忽高忽低地波动。如果血压波动幅度大的话，很容易造成血管内皮受损，使血管弹性变差，时间长了会造成心脑血管疾病的发生。所以，血压波动越大越危险，高血压患者一定要遵医嘱用药，定期测量血压，保持血压稳定。

血压越低越好吗

当然不是。随着血压降低，发生心脑血管疾病的风险确实会随之降低，但是，当血压低于一定水平，到了临界值时，心、脑等重要脏器的供血就会减少，这样一来，反而容易诱发心脑血管意外。所以，高血压患者在进行降压治疗时，一定要遵照医嘱进行，达到降压目标即可，切勿让血压过低。

哪些高血压患者需要进行动态血压监测

动态血压监测是使用动脉血压监测仪，对患者进行连续24小时的血压监测，以获得24小时内多次血压数值的一种方法。动态血压监测可以避免那些会影响血压波动的干扰因素，能更客观真实地反映患者的血压状态，为正确诊断及合理用药提供指导。

那么，哪些患者需要进行动态血压监测呢？

需要进行动态血压监测的患者	不宜进行动态血压监测的患者
● 白大衣高血压患者：即到医院测量的诊室血压高于正常水平，家庭自测血压却不高 ● 顽固性高血压患者：即经过一段时间的生活方式干预和降压药治疗后，血压依然控制不良、血压波动大的患者 ● 发作性高血压患者：患者平时血压正常或只有轻微升高，却突然出现明显的血压升高的现象 ● 隐匿性高血压患者：即到医院测量血压并不高，但回到家里测血压就高于正常水平。这类患者很容易漏诊，心血管发病概率要比普通高血压患者高一些 ● 合并心肌缺血的高血压患者：通过动态血压监测可了解心肌缺血与血压变化有无关系	● 需要安静休息的患者 ● 有严重血液系统疾病、严重皮肤病、血管疾病、传染性疾病急性期和严重发热的患者 ● 严重心律不齐的患者

动态血压的监测方法

在医院里戴好动态血压监测仪，设定好检查周期，一般为24小时。6:00~22:00为白天血压，间隔15~20分钟测量1次；22:00~次日6:00为夜间血压，间隔30分钟测量1次。回家之后照常工作和生活，等过24小时后再去医院让医生给取下来即可。

24小时平均血压值＜130/80毫米汞柱，白天血压平均值＜135/85毫米汞柱，夜间血压平均值＜120/70毫米汞柱，夜间血压值较白天低10%~20%，则认为血压是正常的

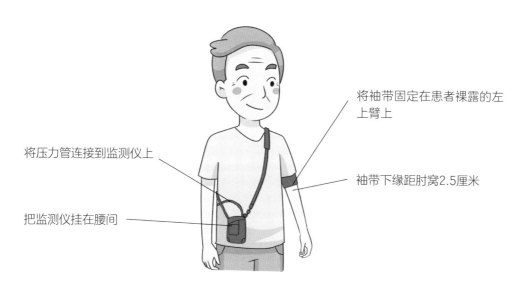

将袖带固定在患者裸露的左上臂上

将压力管连接到监测仪上

袖带下缘距肘窝2.5厘米

把监测仪挂在腰间

 鸿懿主任提醒

动态血压监测过程中要注意以下几个问题：

1.尽量保持正常生活，不要刻意休息；不要洗澡，以避免设备进水。

2.当袖带开始打气测量时，应尽量保持静止，以保证测量准确。

3.若袖带过紧、位置明显移动或松脱要及时纠正。

4.当身体出现不适时，要记录好开始和结束的时间，但若出现极度不适，则应立即终止检查并就医。

遵医嘱服降压药

测量完血压之后，就该服用降压药物了。高血压病是一种终身性疾病，一旦确诊，患者就需要长期服用降压药进行规范化治疗。但是，现在的降压药种类繁多，患者关于这方面的疑问也特别多，我总结了一些常见的问题进行解答，希望能帮助大家选好降压药，安全、有效、平稳地降血压。

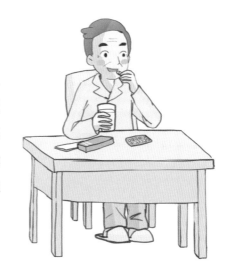

常用的降压药物有哪几类

目前，常用的降压药物主要有五大类：

药物种类	代表药物	降压特点
β 受体阻滞剂	"洛尔"类降压药，如美托洛尔、比索洛尔、阿替洛尔、拉贝洛尔等	口服吸收迅速而完全，且还能减慢心率
钙通道阻滞剂（CCB）	"地平"类降压药，如硝苯地平、尼群地平、氨氯地平、非洛地平等	收缩压下降明显，且不影响血脂和血糖的代谢
血管紧张素转换酶抑制剂（ACEI）	"普利"类降压药，如卡托普利、依那普利、贝那普利、培哚普利等	降压效果明确、安全，可保护心脏、肾脏、血管，不影响血脂、血糖的代谢
血管紧张素Ⅱ受体阻滞剂（ARB）	"沙坦"类降压药，如氯沙坦、厄贝沙坦、替米沙坦、缬沙坦、奥美沙坦等	降压效果明确、稳定，且不良反应最少
利尿剂	氢氯噻嗪、吲达帕胺、呋塞米、托拉塞米、阿米洛利、氨苯蝶啶等	降压作用缓和，对老年人和高盐摄入的盐敏感性高血压患者效果尤佳

降压药，西药好还是中成药好

目前，市面上确实有很多能治疗高血压的中成药，但医生一般不会直接建议患者首选中成药来降压，因为在《中国高血压防治指南（2018年修订版）》中并没有明确推荐的中成药，原因就是没有大数据的支撑，也缺乏临床经验，证据不充分。

所以，目前对需要进行降压药治疗的高血压患者来说，主要服用的还是前文说过的五大类降压药。当然，也不能完全否认中成药在降压治疗中的作用，高血压患者可以在医生指导下，在服用西药降压的同时，配合服用一些中成药，对消除高血压带来的头痛、头晕、耳鸣、视线模糊等症状还是有一定帮助的。

单一用药与联合用药，哪个好

单一用药就是只吃一种降压药，联合用药就是需要同时使用两种以上的降压药。具体哪种治疗方式更好，不能一概而论，关键要看患者的血压水平和患心脑血管病的风险，然后才能确定。

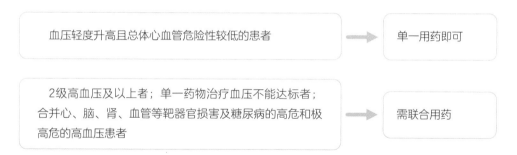

| 血压轻度升高且总体心血管危险性较低的患者 | ➜ | 单一用药即可 |
| 2级高血压及以上者；单一药物治疗血压不能达标者；合并心、脑、肾、血管等靶器官损害及糖尿病的高危和极高危的高血压患者 | ➜ | 需联合用药 |

 鸿懿主任提醒

　　虽然联合用药优势明显，但是在药物的具体搭配使用时，一定要遵照医嘱，切勿自行随意搭配，否则不但不能保证降压效果，还可能会导致合并症的发生。

降压药什么时候服用效果好

正常情况下，人体的血压在6:00~8:00和16:00~18:00有两次高峰，控制这两个时间段的血压非常重要。而药物的作用通常是在服用半小时后出现，2~3小时达到高峰，所以，对大多数高血压患者来说，服药时间最好安排在血压高峰到来之前的1~2小时。并且，根据降压药的作用时间不同，服药时间也有所区别。

药物种类	次数	建议服药时间
长效降压药	每天 1 次	晨起后空腹服用，一般在 7:00
中效降压药	每天 2 次	晨起、16:00 左右各服用 1 次
短效降压药	每天 3 次	不建议长期服用，如需服用：6:00~7:00、13:00~14:00、19:00 前各服用 1 次

 鸿懿主任提醒

也有个别患者情况比较特殊，比如部分高血压患者，晚间及夜间血压升高明显，或者同时伴随清晨血压的升高，像这种情况就需要在晚饭后睡前服药。所以，对这些血压生理节律不正常的患者，具体什么时间服药，一定要遵医嘱。

降压药是饭前服还是饭后服

每种降压药物服用的时间不完全一样，对大部分降压药物来说，饮食对药物的吸收及药效的发挥没有影响，对胃肠道也没有刺激，所以饭前或饭后服用都可以。对胃肠道有一定刺激性作用的降压药物，应该在饭后的半小时左右服用。具体什么时候服用，还需要仔细看说明书或遵医嘱。

所有患者都需要从小剂量开始服用降压药物吗

不一定。因为降压药物的治疗都具有个体化，服用剂量是医生根据患者的血压水平和每种降压药物的降压疗效来选择的，所以，不一定所有人都需要从小剂量开始服用。

但是，如果是老年高血压患者，需要接受药物治疗的话，那么不论选择哪种降压药物，都需要从小剂量开始服用，然后再根据血压控制情况，调整剂量或增加药物种类。这样可尽量降低药物不良反应，同时也可避免血压突然下降太快，给患者带来不适和危险。

吃两三种降压药，到底怎么吃

很多高血压患者，经常需要吃两三种降压药，那么，这些降压药是一起吃好，还是分开吃好呢？这要根据你的血压波动特点来决定。

血压波动特点	建议服药方法
血压在清晨时偏高	可以在睡前服用降压药，这样可以覆盖到早晨的血压高峰
血压在夜间较高	需在晚饭后服用降压药
血压白天的时候比较高	可以早晨吃降压药
血压在白天和晚上都高	可以把降压药分开吃，白天吃一种，晚上吃一种，这样就可以最大限度地发挥药物的作用

高血压没有症状就不需要服药吗

临床上，有一种无症状的高血压，患者平时没有什么不适的感觉，那还需要服用降压药吗？需要。因为没有症状不等于高血压对器官没有损害，如果血压长期升高，同样会出现心、脑、肾等器官的合并症，所以，千万不要因为无症状就不吃药或随意减药、停药，这时应该定期测量血压，遵医嘱用药，才能减少高血压对身体的损害。

长期服用降压药，怎么保护肝肾

血压控制得越好，对肝肾的损害就越小。所以，对需要药物降压的患者来说，坚持长期规律、合理服用降压药，让血压达标，就是对肝肾最好的保护。

那么，如何做到合理服用降压药呢？

用药原则	具体说明
优选长效药	每天吃一次即可，既可以提高服药的依从性，服用药物的剂量也最小，可以减少药物在体内的代谢，保护肝肾
联合用药	当单一用药不能使血压达标时，应及时就医，联合用药，把血压稳定下来，以减少对肝肾的损害
个性化用药	医生要根据患者的年龄、血压水平、有无合并症、药物的疗效、对药物的耐受性等，来决定应用哪种降压药物及服用的剂量，从而进行有针对性的治疗
遵医嘱用药	不能凭感觉服药，更不能自行加大药量或换药、停药
坚持规律用药	如果降压效果好，没有不良反应，应长期坚持规律服药，在服药的同时注意监测血压，以便于观察药物的降压效果

血压波动大时如何调整药物

首先，要找到引起血压波动的诱因，比如是否最近情绪不稳、睡眠不好，有没有劳累，或者有没有服用一些会导致血压升高的药物，比如激素、非甾体类抗炎药、口服避孕药等。如果有，及时调整，消除诱因；如果没有，就可能需要调整降压药物了。

其次，进行一周左右的家庭血压监测，做好记录，就诊时拿给医生看，作为调整药物的依据。

最后，遵医嘱缓慢调整药物，即每次调整的剂量都要小，慢慢地调，以保证平稳降压。在调整药物的同时要监测血压，随时掌握血压的控制情况，监测用药的效果，一直到调整至合适的药量或药物为止。

血压突然升高时如何快速降压

在一些诱因的影响下，有些高血压患者会出现血压急剧升高的情况，给大家的建议是，如果血压超过180/120毫米汞柱，应立即安静卧床休息，并口服卡托普利（12.5毫克）或硝苯地平（5毫克）等短效降压药，以快速地把血压降下来。如果血压仍居高不下，需及时送医，经静脉使用降压药物。

服药几天血压没降到理想水平需要调整用药吗

有些患者在服药几天后，血压控制得仍然不理想，就认为这药不管用，想要调药。其实，大家不要着急，因为药物治疗要坚持平稳降压的原则，药物起效需要一定的时间，特别是长效药物，达到稳定的血药浓度通常都需要1~2周的时间。所以，如果只是几天效果不理想，先不必调药；如果服药1~2周后血压仍不达标，再根据血压情况调整用药即可。

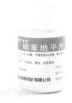

降压药漏服一次怎么办

如果是夜间漏服短效降压药的话，就不需要补服了。但如果是白天漏服，需要视情况来补服。

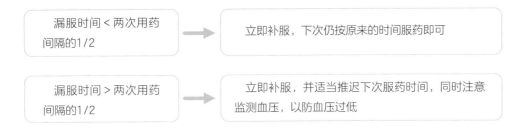

| 漏服时间＜两次用药间隔的1/2 | → | 立即补服，下次仍按原来的时间服药即可 |
| 漏服时间＞两次用药间隔的1/2 | → | 立即补服，并适当推迟下次服药时间，同时注意监测血压，以防血压过低 |

如果是漏服长效降压药，且漏服时间＜两次用药间隔的1/4，立即服药即可，下次还按原来的时间服药。

如果漏服时间＞两次用药间隔的1/4，就不必补服了，但要做好血压监测，一旦发现血压显著升高，就要立即口服或舌下含服短效降压药物，比如硝苯地平。

 鸿懿主任提醒

绝对不能将两次药量合为1次服用，以免导致血压下降过快，诱发脑卒中等危险。

高血压一定要终身服药吗

这需要根据患者的实际情况来决定。

血压轻度升高，且没有危险因素的高血压患者：如果通过调整饮食、运动、改善睡眠等方法，能让血压达标的话，就无须长期用药，但要注意监测血压。

改变生活方式后，血压仍不能达标的原发性高血压患者：通常都需要终身服药。

继发性高血压患者在去除原发疾病后，血压能达标者：不必再服降压药。

长期服用降压药会产生依赖吗

不会。因为所谓的药物依赖，是指明知使用某种药物对身体不好，还控制不住要继续使用的情况，其实就是成瘾了。而高血压患者长期服用降压药是为了控制血压水平，减小血压持续升高对身体的损害，不存在产生依赖或成瘾的问题。

长期服用降压药对身体有害吗

降压药是需要长期服用的，于是，很多患者就担心降压药会对身体造成损害。确实，每种降压药物都会有一定的副作用，但是，坚持遵医嘱用药，可以减少血压波动，保持血压稳定，能最大限度地减少高血压对心、脑、肾动脉血管等靶器官的损害。所以，长期服药带来的益处明显是大于不良反应的，大家千万不要因为害怕产生副作用而拒绝服药。

另外，现在多数降压药物的副作用都是比较轻的，而且不良反应也大多发生在药物治疗的初始阶段，如果服药初期没有不良反应出现，通常在此后的长期服药过程中也不会出现。

长期服用降压药会产生耐药性吗

有些高血压患者反映，说连续服用了几年某种降压药之后，发现降压效果不理想了，血压控制得不稳定了，问是不是自己对这种降压药产生了"耐药性"？

当然不是。这其实是高血压病程自然进展的一种表现。患者长时间情绪波动、工作压力大、睡眠不足、生活方式不健康等原因都会影响血压的稳定，年龄越大，影响越明显，这也就造成了原有降压药物效果不理想的情况。面对这种情况，患者要做的就是及时就医，在医生的指导下调整用药。

有些降压药物会导致抑郁，是真的吗

是真的，有些降压药确实能引起一定程度的抑郁，比如复方利血平及含利血平的复方制剂（如复方降压片、新降片、脉舒静片等），普萘洛尔，甲基多巴等。

药物所致抑郁的特点

1.患者常有情感性疾病史

2.抑郁症状多在用药数日至两年内发生，且用药量越大、用药时间越长，病情越严重；而减药或停药后，病情就会缓解；再次用药后，抑郁症状再次出现

3.患者常表现为对生活中的事情都失去了兴趣，没有自信、情绪低落、焦虑、烦躁，还会失眠、精力下降

早起不能做的 3 件事

为了顺利度过早上的血压高峰，除了前面要做的6件事，还有3件事是不能做的。

不要吸烟

因为烟草中的尼古丁、焦油等有害物质会兴奋中枢神经和交感神经，使心率加快、肾上腺素分泌增加，进而导致血压暂时性升高；吸烟还会损伤血管内皮细胞，诱发血管痉挛，大大增加高血压患者发生心脑血管意外的危险。所以，有吸烟习惯的高血压患者尽量把烟戒掉。

不要清晨锻炼

早上是一天之中血压最高的时候，而且早上天气较凉，血管容易受寒冷刺激而收缩，发生心脑血管意外的风险比较大。所以，有晨起锻炼习惯的高血压患者，最好把锻炼的时间往后推迟一下，定在9:00~10:00或16:00左右比较好。如果是夏季，注意避开高温时段。

不能不吃早餐或早餐吃得太晚

人体经过一夜的休息，胃肠基本上已经排空，如果不吃早餐或早餐吃得太晚，能量得不到及时补充，会使血糖急剧下降，而血压则会因为空腹导致的应激反应而升高，加大了患脑卒中的风险。所以，高血压患者一定要按时吃早餐。

吃好早餐，对稳定血压有帮助

对高血压患者来说，早餐不但要按时吃，更要吃好，不能随心所欲，想吃什么就吃什么，否则，对稳定血压是很不利的。

什么时候吃早餐比较合适

有些人早上起得很早，五六点钟就吃早餐了，认为这样能及时补充身体所需。但事实上，消化器官通常到凌晨才真正进入休息状态，如果早餐吃得过早，就会影响胃肠道的休息。所以，早餐最好安排在6:30~8:30，细嚼慢咽，用15~20分钟的时间吃完。

早餐的营养要充足

早餐是开启一天能量来源的极其重要的一餐，所以营养一定要充足，以满足上午的活动需要。

什么是营养充足的早餐

营养充足的早餐要能够提供较多的能量，也就是富含蛋白质、脂肪和碳水化合物的食物，当这三种食物的供能比例接近1:0.7:5时，才能使上午的血糖维持在稳定的水平，对稳定早上的血压最为有利。所以，营养充足的早餐最好包括四类食物：

谷类及薯类：如杂粮粥、煎饼、土豆、红薯等。

动物性食物：如猪瘦肉、鸡蛋等。

奶类及其制品、豆类及其制品：如牛奶、酸奶、豆浆、豆腐脑、豆腐干等。

新鲜蔬菜和水果：如生菜、黄瓜、番茄、苹果、香蕉等。

 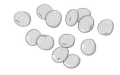 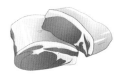 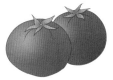

 鸿懿主任提醒

如果实在不能保证每天早餐有四类食物，那至少应该保证有三类食物，否则，营养就不够了。如果只包括了其中两类，甚至更少，那早餐的营养就差得比较多了。

鸡蛋怎么吃健康又营养

鸡蛋，富含蛋白质和卵磷脂，都是有助于降血压的营养素，可以作为高血压患者必备的早餐食物之一。

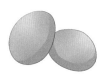

○ 蛋白质 ○	○ 卵磷脂 ○
蛋白中含有丰富的优质蛋白，吸收率可高达98%，极易被人体消化吸收，高血压患者食用既可补充营养，又有助降血压	蛋黄中含有丰富的卵磷脂，能阻止胆固醇和脂肪在血管壁的沉积，防止动脉硬化

【吃多少】高血压患者每天早上吃1个鸡蛋即可。

【怎么吃】

1.煮鸡蛋和蒸鸡蛋是最佳吃法。鸡蛋在加工过程中，有蛋壳的保护，可最大限度保留鸡蛋中的营养。

2.炒鸡蛋：用鸡蛋搭配番茄、洋葱、木耳、黄瓜等食材炒食，营养更为全面。

3.鸡蛋汤：适合老年高血压患者及肠胃功能衰退者，这样蛋白质更容易被人体消化吸收。

每天早上喝牛奶对降血压有帮助吗

有帮助，因为牛奶中含有丰富的钙和蛋白质。

◦ 蛋白质	◦ 钙
牛奶富含蛋白质及人体生长发育所必需的氨基酸，既可增强体质，又能辅助降压	牛奶中含有丰富的钙，可调节体内钙的代谢，协助扩张血管，降低血压

更重要的是，钙和蛋白质相结合，钙会更容易被人体吸收，有研究发现，高血压患者每天坚持喝600毫升牛奶，能使血压下降4%，可以说，牛奶摄入量与高血压呈负相关。因此，建议高血压患者在早上都能喝一杯牛奶，对稳定早上的血压"晨峰"现象很有帮助。

【喝什么样的奶】

1.一般的高血压患者可以喝鲜奶、纯牛奶、高钙奶、酸奶等。

2.如果合并血脂异常，可以选择低脂奶或脱脂奶。

3.如果合并糖尿病，可选择零乳糖牛奶。

【喝多少】《中国居民膳食指南（2016）》建议，健康成年人每天应喝奶300毫升，包括牛奶、羊奶等，也可以食用相当量的奶类制品，如酸奶、奶酪、奶粉等。高血压患者可在此基础上适当增加。

【怎么喝】

1.温热喝：不提倡喝冷牛奶，会引起胃部不适，可以稍微加热一下再喝，但切忌煮沸，否则会破坏牛奶中的维生素和活性物质，使营养价值大打折扣。

2.忌空腹喝：空腹喝牛奶，牛奶在胃肠中的停留时间变短，营养还没来得及吸收呢，就被排出去了。因此，建议搭配面包、馒头、饼干等淀粉类食物一起食用，以延长牛奶在胃中的停留时间，使蛋白质能够更好地被消化吸收。

乳糖不耐受的高血压患者如何选择奶制品

有些人一喝纯奶就容易拉肚子，这是为什么呢？这就是乳糖不耐受所致。简单来讲，就是这些人的体内缺少一种乳糖酶，所以喝牛奶（尤其是纯牛奶）后多多少少出现拉肚子或腹胀等症状。那这些高血压患者如何选择奶制品呢？

1.选择去乳糖的奶制品：如舒化奶、零乳糖纯牛奶、去乳糖奶粉等均可，这些奶或奶粉把牛奶中的乳糖成分都去掉了，所以就不会产生乳糖不耐症了。

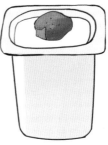

2.选择低乳糖奶及其制品：如酸奶、奶酪等。酸奶其实就是在鲜奶基础上发酵形成的，不但保留了牛奶的全部营养成分，而且还增加了益生菌，更容易消化吸收；奶酪中的乳糖含量不足3%，且含有丰富钙质，也是乳糖不耐受者的好选择。

 鸿懿主任提醒

> 选购酸奶时一定要注意产品种类必须是"奶"，而不能是乳类饮料。酸奶最好在饭后喝，可直接饮用，但喝完后要及时漱口，以免乳酸腐蚀牙齿；也可以做料理，如水果酸奶沙拉、酸奶果汁、酸奶布丁等。

牛奶 + 鸡蛋的早餐科学吗

牛奶和鸡蛋都是符合高血压患者营养需求的早餐选择，但早餐只吃牛奶和鸡蛋并不科学。因为早餐需要补充大量的能量，牛奶和鸡蛋无法满足身体所需。所以，早餐喝牛奶、吃鸡蛋的同时，最好搭配粥、面包、馒头等谷类食物。

另外，只吃高蛋白的牛奶和鸡蛋，不吃主食，对肠胃不好，营养不容易消化吸收。

为什么提倡多吃点富含钾、钙、镁的食物

在高血压患者的早餐中，建议多吃一些富含钾、钙、镁的食物，因为这三种矿物质对维持血压稳定都是不可或缺的。

矿物质	降压作用	推荐摄入量	食物来源
钾	调节酸碱平衡，维持细胞内渗透压	2000 毫克 / 天	各种叶类菜、柑橘、香蕉、香菇、紫菜、海带、马铃薯、赤小豆、金针菜、花生、鲤鱼、豆类等
钙	维持体内离子平衡，保持机体内环境稳定，调节血压	800 毫克 / 天	牛奶、大豆及其制品、坚果、深绿色叶菜、菜花、可连骨吃的小鱼小虾及一些瘦肉
镁	能维持正常心肌功能，是天然的钙离子通道阻滞剂，调节细胞内外钙、钠、钾的浓度，与钾协同作用，防止动脉硬化	330 毫克 / 天	绿叶蔬菜、大麦、荞麦、黑豆、大黄米等粗杂粮、坚果等

只吃素能降血压吗

不能。在完全素食的人群中，也有高血压、高脂血症患者。而且，纯素食还会使营养素缺乏，造成全身乏力、注意力不集中、免疫力下降，容易感冒，甚至贫血，这样更不容易保持血压的稳定。所以，高血压患者的饮食一定要荤素搭配。

早餐中盐要少一点儿

高血压患者的早餐还需要特别注意一点，就是要清淡一点儿，少放点儿盐。高盐饮食是国际上公认的高血压的危险因素，摄入盐越多，血压水平就越高，二者是呈正相关的。尤其是早上正是血压高峰期，就更需要少吃点盐了。

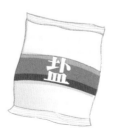

每天吃多少盐最合理

一般高血压患者：每人每天摄盐量应少于5克（氯化钠）。

合并肾功能损害的患者：应将摄盐量控制在每天1.5~3克。

合并心功能不全的高血压患者：每天摄盐量以2克左右为宜。

注意减少隐性盐的摄入

高血压患者除了要减少食盐的摄入，还要注意减少隐性盐的摄入。所谓隐性盐，就是深藏于一些加工或预包装食品中的钠盐，常见食物主要有以下几种：

调味品

各种酱油、鸡精、味精、鸡粉、辣椒酱、豆瓣酱、甜面酱、沙拉酱、番茄酱、腐乳等

零食

薯片、洋葱圈、沙琪玛、饼干、虾片、怪味豆、海苔、方便面、山楂制品、各种果脯或果干、各种熟制干果等

腌制、加工食品

各种咸菜、各种煮/熏/腌制熟食、各种罐（袋）装肉/鱼/蛋、火腿肠、咸鸭蛋、海参（干）、虾皮、海米、鱼丸、蟹足棒、豆腐丝、豆腐干、素火腿等

点心、甜品、快餐

蛋糕、面包、三明治、冰激凌、奶酪、汉堡、比萨、油条、炸薯条、炸鸡等

这些食物中都含有较多的盐，比如10毫升酱油中就含有1.6~1.7克盐，10克豆瓣酱中含有1.5克盐。如果不注意的话，不知不觉就容易让人摄盐超标，所以，高血压患者要尽量少吃这些高盐食物。使用调味品的时候，也要把其中的盐算入每天摄盐量。

 鸿懿主任提醒

如果是购买有包装的食品，包装上都有营养成分表，钠是强制标示项目，大家购买时注意一下钠含量，如果超过钠30%NRV（营养素参考数值），最好就不要购买了。

减盐的 5 个小妙招

1.量化用盐：对每天摄入的食盐总量进行控制，使用可定量的限盐勺；或者用量具把每天的用盐量量出来，每餐按量放入菜肴。

2.替代法：使用醋、柠檬、苹果、橘子、番茄等各种酸味食物增加菜肴的味道，或者用胡椒粉、五香粉、孜然、香叶、葱、大蒜、姜等来调味，可替代一部分盐和酱油；没有肾功能不全、高钾血症等疾病的患者可选择高钾低钠的盐来代替普通的食盐。

3.改变烹调方法：多采用蒸、煮等烹调方式，享受食物的天然味道。

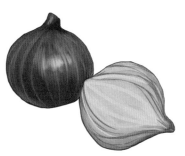

4.多吃有味道的菜：如洋葱、青椒、胡萝卜等，食物本身的味道也可提升菜的口感；做凉拌菜的时候，可以撒上一些芝麻、花生碎等来增加口感。

5.把握放盐时机：炒菜时最后放盐，把盐撒在食物表面，可以增加口感；做汤时，等汤的温度降低时再加盐。

循序渐进改变"重口味"

人的味觉是逐渐养成的，所以，对习惯重口味的高血压患者来说，减盐的时候也需要慢慢减。建议大家按照目前自己每天的摄盐量，设定减盐的目标，循序渐进，逐渐减少摄盐量。

比如：原来每天要吃10克盐，可以先减到8克，习惯了这个口味之后，再减到6克、4克，这样可使身体逐步接受减盐后带来的变化，包括味觉、血容量等，使减盐更容易坚持。

一般情况下，只要坚持1个月，就能使口味逐渐变得清淡，坚持3~6个月，就能达到持久性的改变。

 鸿懿主任提醒

对于服用降压药物的高血压患者而言，大幅度地减少摄盐量，有可能引起身体内血容量过低，诱发低血压或电解质紊乱。

5 类早餐要少吃

对高血压患者来说，为了应对早上血压的波动，以下5类早餐最好少吃或不吃。

1.汉堡、炸鸡翅等速食早餐：这类食物高脂肪、高热量，易导致营养过剩和肥胖，对稳定血压极为不利。

2.豆浆+油条：这种早餐组合的油脂量明显超标，不宜长期食用，一般以每星期不超过2次为宜。

3."回锅"早餐：剩饭菜经过隔夜之后，营养已经大打折扣，而且蔬菜中还可能会产生有害物质亚硝酸盐。

4.零食早餐：饼干、巧克力等零食既不利消化，也缺乏营养。

5.蔬果早餐：不吃主食，只吃蔬菜、水果的早餐，缺少足够的能量，会造成营养不良。

一周稳定血压早餐食谱推荐

以下是我咨询了营养专家后制订的一周早餐食谱，大家可以此为参照，制订自己的早餐食谱。

日期	早餐搭配
周一	豆腐脑 + 猪肉芹菜包子 + 鸡蛋
周二	牛奶 + 全麦面包 + 煮鸡蛋 + 生菜
周三	小米粥 + 馒头 + 菠菜炒鸡蛋
周四	豆浆 + 豆沙包 + 凉拌甘蓝
周五	牛奶燕麦粥 + 全麦面包 + 凉拌黄瓜
周六	大米粥 + 韭菜鸡蛋饼 + 凉拌豆腐
周日	挂面 + 荷包蛋 + 油菜

发生高血压急症和亚急症该怎么办

高血压急症和亚急症都是比较危险的高血压状态，是由于在短期内血压显著升高导致的。当发生这两种危险情况时，要怎么办呢？

什么是高血压急症，如何治疗

高血压急症是指高血压患者的血压在短时间内突然和明显升高，同时伴有进行性的心、脑、肾等重要靶器官功能不全的一种危险状态。通常是突然起病，病情凶险，时刻危及生命，必须立即送医急救。

典型症状

1.血压突然显著增高：通常超过180/120毫米汞柱。

2.剧烈头痛：突然发作的剧烈头痛、头晕，伴有面色苍白、烦躁不安、恶心、呕吐、多汗等。

3.进行性的靶器官急性损伤：如视力模糊、眼底出血；胸闷、心绞痛、心悸、心率增快（>100次/分）；气急、咳嗽、甚至咳泡沫痰；少尿、无尿；手足震颤、偏瘫、失语等。

◦ **高血压急症有哪些** ◦

高血压脑病、颅内出血（脑出血和蛛网膜下腔出血）、脑梗死、急性心力衰竭、急性冠状动脉综合征、急性肺水肿、急性肾衰竭、主动脉夹层、子痫等

治疗原则

高血压急症十分危险，必须立即送医，并通过静脉药物迅速、平稳降压，以最大限度地阻止靶器官进一步损害。

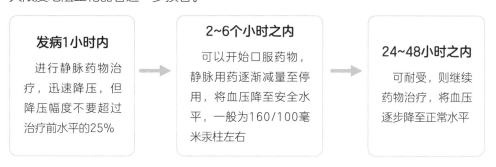

发病1小时内

进行静脉药物治疗，迅速降压，但降压幅度不要超过治疗前水平的25%

2~6个小时之内

可以开始口服药物，静脉用药逐渐减量至停用，将血压降至安全水平，一般为160/100毫米汞柱左右

24~48小时之内

可耐受，则继续药物治疗，将血压逐步降至正常水平

什么是高血压亚急症，如何治疗

高血压亚急症不如高血压急症那么危险，虽然血压也显著升高，患者也会出现头痛、胸闷、鼻出血和烦躁不安等一系列高血压症状，但不伴有靶器官损害，也就是不会出现心绞痛、急性肺水肿、眼底出血、肾衰竭等表现，这也是高血压亚急症和高血压急症的本质区别。

导致高血压亚急症的原因主要是患者没有遵医嘱用药或者治疗不当导致的，所以，在治疗时可能不需要住院，也不需要快速降压，大多数患者只要遵医嘱调整药物，在 24~48 小时将血压缓慢降至 160/100 毫米汞柱即可，同时做好家庭血压监测，就能有效缓解。

 鸿懿主任提醒

血压升高的程度不是区别高血压急症和亚急症的标准，区别两者的唯一标准是：有无新近发生的急性、进行性的严重靶器官损害。

鸿懿主任重点说：
什么是难治性高血压

在临床上，有一种高血压类型叫作"难治性高血压"，联合使用三种以上降压药物也未能把血压有效控制住，有些患者甚至为此频繁出入医院，打针、吃药成了生活中一项挥之不去的任务。那么，到底什么是难治性高血压呢？我相信只要患者了解了它，就能采取正确的方法来应对了。

• 难治性高血压的定义 •

在改善生活方式的基础上，应用了合理可耐受的足量≥3种降压药物（包括利尿剂）治疗1个月以上后，血压仍未能达到目标水平；或至少需要使用4种降压药物才能使血压达标。临床上把这种高血压称为难治性高血压，也叫顽固性高血压

从这个定义中我们可以看到，难治性高血压包括两部分患者：

难治性高血压

患者服用了3种或3种以上的药物，其中包含了利尿剂，治疗了1个月以上，血压仍然在高压140毫米汞柱、低压90毫米汞柱以上	患者服用了4种或4种以上的药物，血压控制好了，高压140毫米汞柱以下，低压90毫米汞柱以下

以上这两种情况的难治性高血压在临床上并不少见，在所有的高血压患者中，占5%~30%。而且难治性高血压的临床表现和普通高血压并没有太大区别，很容易被忽视。

第二章

10:00~16:00

血压逐渐趋于平稳，就继续保持吧

经过了早上的血压"晨峰"之后，从 10:00 之后，血压水平开始下降，并逐渐趋于平稳，直至 16:00。在这段时间里，高血压患者需要做的就是健康饮食，抽时间做做运动，并注意劳逸结合，适当午睡，使血压能保持平稳。

空闲之余加个餐

早餐早就吃过了，午餐还要等一段时间，上午10点左右这段时间胃里会感觉空落落的，总想吃点什么，那不妨就在空闲之余加点餐吧。只是要吃什么，怎么吃，却是有讲究的，随心所欲地乱吃，血压可能会不稳。

加餐要把握好四个原则

1.加餐与正餐之间至少要相隔2小时，不能影响正餐的食欲、食量。

2.加餐要适量，不能随心所欲，想吃多少吃多少，否则会影响正餐。

3.加餐时，应选择营养价值高、新鲜卫生、易消化的食物，如新鲜蔬果、奶制品、坚果等。那些高脂肪、高热量、高盐、高糖类的食物，如油炸食品、膨化食品、糖果、碳酸饮料、冷饮等，尽量少吃或不吃。

4.加餐要根据个人的身体情况，以及早餐的进食状况来选择，比如早餐吃得少，热量摄入不足，那就可以吃一些热量高的食物；反之，就要吃些热量低的蔬果作为加餐，要做到膳食营养的平衡、全面。

给加餐食物分级

可以作为加餐的食物是非常多的，那具体要选些什么呢？根据食物的营养成分及对人体健康的影响，我把加餐食物分为了三个等级：

等级	食物种类
首选加餐食物	新鲜蔬菜、应季水果、奶制品、坚果、杂粮（如煮玉米、烤红薯等）
可少量选择的食物	黑巧克力、海苔、全麦食品、肉干、鱼干、果干等
最好不要选择的食物	膨化食品、蛋糕、冷饮及饮料、油炸食物、腌制食品、糖果、蜜饯、果脯等

老年人、孕妇、孩子都应该怎么加餐

高血压作为一种最常见的慢性病，它在人的各个生理阶段都有可能发生，由此出现了一些特殊的高血压人群，比如老年高血压、妊娠高血压、儿童高血压等。由于他们所处的生理阶段与一般人不同，所以在加餐方面与之前有些不同，需要特别注意一下。

老年人

老年人的肠胃功能逐渐减退，为了维持血压稳定，在加餐时要注意以下两点。

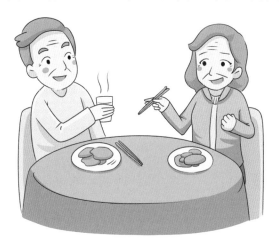

1.每天除了三餐之外，可以有2~3次的加餐。

2.加餐时可以吃一些含钾高的食物如香蕉、土豆泥、红枣等，或者吃几粒核桃、杏仁、葵花籽等坚果，可以补充不饱和脂肪酸，有助于预防心脑血管疾病。

鸿懿主任提醒

　　高血压合并糖尿病的老年人不能吃含糖量高的水果，如柿子、桂圆、香蕉等。

孕妇

　　孕期女性需要的营养会更多，所以加餐时最好选择一些营养价值比较高的食物。

　　1.新鲜水果、奶及奶制品是首选，可以补充维生素、钙和蛋白质。

　　2.也可以吃些坚果如核桃、杏仁、葵花籽、腰果等，每天换着花样吃一些，可以补充不饱和脂肪酸，对孕妈妈和胎儿都很有益处。

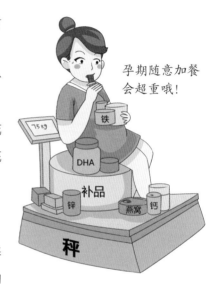

孕期随意加餐会超重哦！

孩子

　　孩子正处于快速的生长发育阶段，对营养需求较高，所以，家长在给孩子加餐吃零食的时候，要注意以下四点：

　　1.最好选择富含钙、蛋白质、维生素的食物，如奶制品、新鲜水果、坚果、全麦食品等。

　　2.一定要做到适时、适量，不能纵容孩子根据自己的口味偏好随意选择零食，更不能让零食影响或代替了正餐。

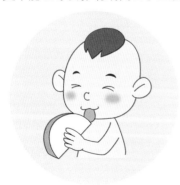

　　3.要给孩子多喝白开水，各种饮料、冷饮都尽量不要给孩子喝。

　　4.零食一定要在正规大型超市购买，学校周边的小超市、马路边、地摊上的零食都不要买。

抽时间做做有效运动

在上午血压平稳的这段时间，高血压患者也可以抽时间做做运动。科学合理的运动可以辅助药物治疗，让血压保持稳定，减少波动，进而避免出现心、脑、肾等靶器官损害和合并症。所以，对高血压患者来说，不论是上班族，还是退休在家的老年人，做些适当的运动都是很有好处的。

上班族每隔 1 小时活动一下

上班族没法抽出大量的时间做运动，那就在工作的间隙，每隔1小时活动一下四肢吧！

扩胸运动

1.手臂抬高，两手平举成一水平线上，双手握拳于胸前（图1）。

2.然后胸大肌用力，吸气，双臂同时慢慢往上抬起至头顶，并向后拉伸至身体最大限度（图2）。

3.呼气，手臂复原，放松，然后反复拉伸数次。

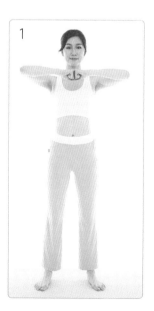
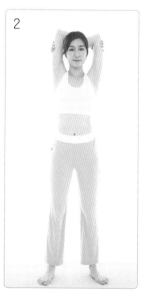

运动功效：扩胸运动可以锻炼到手臂、胸部、背部及腹部的肌肉，对改善心肺功能有帮助。

运动提示：还可以借助一些器材来锻炼，比如矿泉水瓶、小哑铃等，可以增强运动的效果。

手指操

1.刚开始练习时，双手一起按照"石头剪刀布→剪刀石头布→布剪刀石头"的顺序依次进行。

2.熟练之后，一手出石头，另一手出布；或者一手开始出剪刀，另一手出石头；或者一手出布，另一手出剪刀，总之，两手不一样即可。

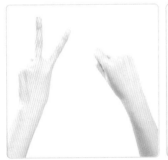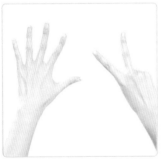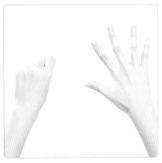

运动功效：

1.能够锻炼大脑功能，增强全身各器官的协调能力。

2.有提神、缓解疲劳、稳定情绪、缓解头痛等作用，反复练习可预防并改善高血压。

运动提示：除了上班族，手指操也适合那些合并动脉硬化、冠心病、肾病、脑卒中的老年高血压患者练习，可弥补有氧运动的不足，帮助稳定血压。

扭腰转膝

1.保持坐姿，上身尽量挺直，垂肩坠肘，右臂横放身前，左臂向后挎住椅背，用腰部力量转动腰部至最大限度。再反方向做一次相同动作（图1）。

2.双手叉腰，身体慢慢地向左侧旋转，保持旋转动作10秒，再换另一侧旋转，同样保持10秒（图2、图3）。

3.双脚并拢，双手掌心自然地放在两个膝盖处，然后做顺时针或逆时针的旋转运动（图4、图5）。

运动功效：工作间隙练几分钟，可以改善血液循环，缓解疲劳，对稳定血压有帮助。

运动提示：练习时，注意动作幅度要和缓。如果能配合腹式呼吸，锻炼的效果会更好。

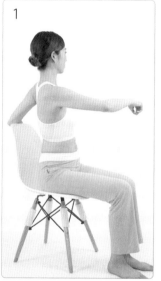

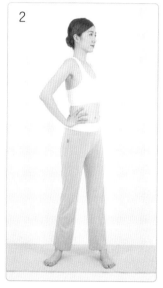

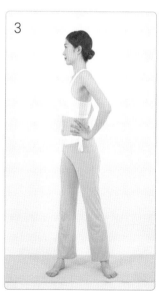

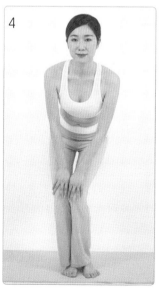

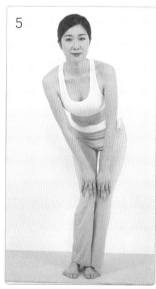

居家的患者最好到户外做做有氧运动

对于退休的老年高血压患者，或者居家工作的患者，如果血压控制得比较好，可以在这段时间到户外做做有氧运动，比如步行、慢跑、游泳、骑自行车等，都能有效帮助稳定血压。

步行

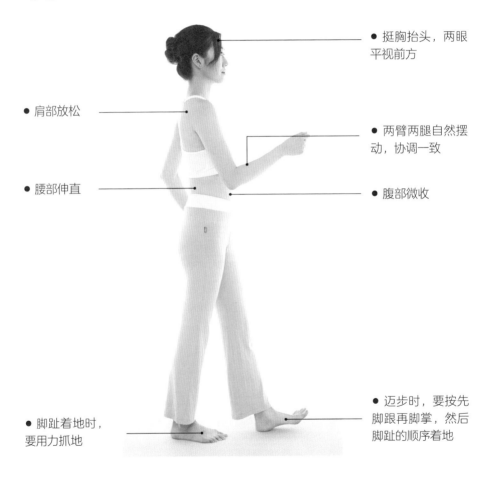

● 挺胸抬头，两眼平视前方

● 肩部放松

● 两臂两腿自然摆动，协调一致

● 腰部伸直

● 腹部微收

● 脚趾着地时，要用力抓地

● 迈步时，要按先脚跟再脚掌，然后脚趾的顺序着地

运动功效：

1.可以促进全身的协调性和血液循环。

2.可以愉悦情志，舒畅心情，有助于稳定血压。

运动提示：

1.开始锻炼前，先活动一下肢体、关节。

2.运动的时间、速度、强度等都要根据患者的自身情况来定，刚开始每天步行20~30分钟即可，以后逐渐延长时间，一般以身体发热、微微出汗、微喘，走完后感觉轻松或轻微劳累为最佳。

3.肠胃虚弱的高血压患者可以一边走，一边用手按摩腹部。

慢跑

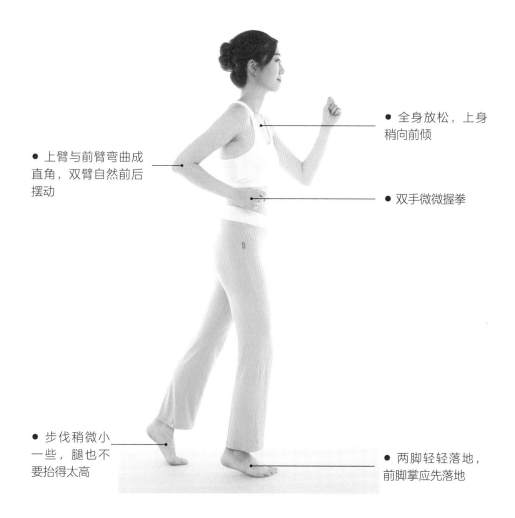

● 全身放松，上身稍向前倾

● 上臂与前臂弯曲成直角，双臂自然前后摆动

● 双手微微握拳

● 步伐稍微小一些，腿也不要抬得太高

● 两脚轻轻落地，前脚掌应先落地

运动功效：慢跑属于中等运动强度，适合高血压轻症患者，可以促进全身的血液循环，锻炼心肺功能，辅助降压，改善高血压导致的头晕、头痛、失眠等症状。

运动提示：

1.跑步前：准备合适的鞋子，先做热身，活动一下腰部，转转脚、踝、膝关节等。

2.跑步时：配合跑步的节奏，用鼻吸气，从嘴呼气。

3.跑步后：及时补充水分；擦干汗水，切忌立即洗澡；做一些放松运动，让身体逐步恢复到平静状态。

4.患者一定要量力而行，不要勉强，刚开始可以走跑交替，待体力增强后，再坚持慢跑。

心率	控制在 110~120 次 / 分，以主观上不觉得难受、不喘粗气、不面红耳赤为宜
速度	匀速，以每分钟 100 ~ 120 米为宜
时间	每次 15~20 分钟，每周 3~5 次

5.如果跑步过程中出现呼吸困难、心悸、胸痛、腹痛等症状，要立即停下休息，症状严重者应立即就医。

骑自行车

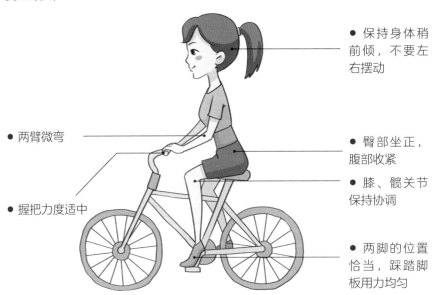

- 保持身体稍前倾，不要左右摆动

- 两臂微弯

- 握把力度适中

- 臀部坐正，腹部收紧

- 膝、髋关节保持协调

- 两脚的位置恰当，踩踏脚板用力均匀

运动功效：

1.骑自行车能够增强心肌收缩力，扩大肺活量，增强血管的舒缩功能。

2.能使人心情放松，情绪舒畅，缓解精神压力，有利于保持血压稳定。

运动提示：

1.骑车前先调整好车座、车把的高度：车座的高度以踏板踩到最低点时膝盖正好打直为宜；车把的高度要能够承受身体三分之一的重量。

2.中青年患者骑车时的心率应保持在105~125次/分，老年患者的心率以90~105次为宜；每次骑行30~60分钟，要量力而行，每周3~5次。

3.骑行地点一定要地势平坦、视线好、车少，避免发生危险。

4.骑行过程中不要做鼓劲憋气、深度低头或突然停车等动作，以免引起意外。

5.骑行过程中如果感觉心脏不适，出现头晕、气短、心率过快等情况，必须立即停下休息。

太极拳

打太极拳前要做好准备，活动四肢、头颈部的关节、肌肉，拉长韧带等，避免运动损伤。

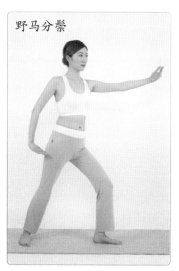

野马分鬃

太极拳有很多派别，拳路也很多，我们不必都学会，只要选择一套坚持练习就可以，比如24式简化太极拳，动作简单，运动量较小，心率只能达到90~105次/分，适用于各期高血压患者，对中老年患者和高血压合并冠心病患者尤其适合。患者可跟随老师学习拳法，也可参考相关书籍或视频自行练习。

初学者可选择若干招式重复练习，如野马分鬃、白鹤亮翅等，每节重复10次左右。熟练后，再逐渐增加招式。

运动功效：

1.练太极拳时，手、眼、腰、背、腿、脚都参与活动，全身肌肉放松，可使外周血管的阻力下降，血压平稳。

2.太极拳中有很多平衡和协调性练习，可改善高血压患者身体的协调能力和平衡性，防止跌倒，发生意外。

3.练太极拳时，要思想集中，保持心平气和，坚持练习有助于平复心绪，维持血压稳定。

运动提示：

1.练拳时，一定要全身心放松，集中精神。

2.动作应稳定、连贯，衔接自然，切忌间断或停顿，要有行云流水之感。

3.练拳时要配合呼吸，保持自然、匀细，徐徐吞吐，初学者可采用自然呼吸，随着动作的熟练可采用腹式呼吸。

4.练拳后，要步行几分钟，不要立即坐下或者躺下，也不宜立即进食。

天气不好或不便外出时，那就做做室内运动

甩手操

1.站姿，全身放松，双腿分开，与肩同宽，微屈膝，双手展开，置于身体两侧。

2.同时向前后甩动两臂，稍用力，手臂尽量伸直、抬高，如此来回摆动。

运动功效：通过甩手，可以牵拉手腕、手掌、手臂，带动足部、膝部等多个部位，使其受到刺激而产生伸缩运动，促进全身肌肉放松，加速血液循环。

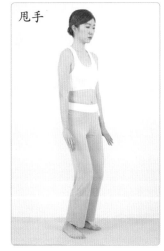

甩手

运动提示：

1.患者要根据自身的情况来决定运动强度，比如肩关节比较僵硬或有肩周炎，那甩手的力度就要小些，高度要低一些，切勿勉强。

2.练习过程中，如果出现头晕、心脏不适、气急等症状，要立即停止。

拍打操

1.端坐，用两手掌轻轻拍打头颈部两侧，再从后颈逐渐向上拍打至前额部，反复5~8次（图1）。

2.用手掌轻轻拍打胸部，吸气时由上至下拍，呼气时由下至上拍，反复100次（图2）。

3.手握空拳，从肩部开始向下敲打手臂至腕部，两臂轮流敲打，反复50次（图3）。

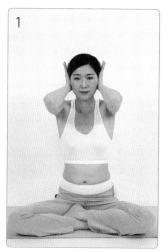
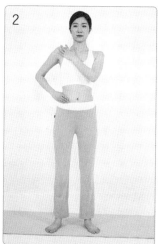
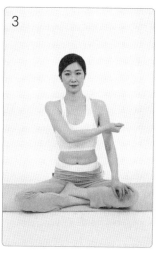

4.双手握空拳，从下至上反复敲打腰背部50次（图4）。

5.双手握空拳敲打双腿，从上到下、从里到外，反复敲打50次（图5）。

运动功效：活动筋骨，促进血液循环，锻炼心肺功能，有助于稳定血压。

运动提示：用力要适中，以感到舒适且有振荡感为宜。

踮脚尖

1.坐姿：端坐在椅子上，膝盖与大腿保持水平，脚掌着地，抬起脚跟，再落下，反复50次。

2.站姿：双脚并拢，脚掌着地，用力抬起脚跟，再落下，重复50次（图6）。

3.走姿：抬起脚跟，完全用脚尖来走路，每次走30步，然后根据自己的身体状况增加步数。

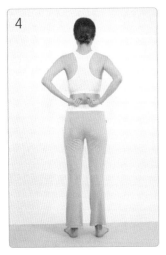 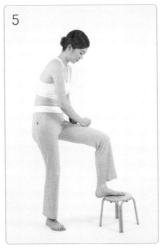 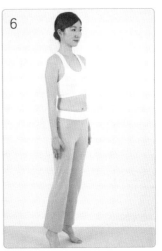

运动功效：活动脚趾关节，锻炼小腿肌肉，促进血液循环。

运动提示：

1.老年高血压患者用脚尖走路时要注意安全，避免摔倒。

2.有较严重的骨质疏松症的高血压患者最好不做。

瑜伽

1.仰卧，双脚打开与肩同宽，双臂向斜下方打开，手掌朝上，双眼轻闭，放松全身，自然呼吸。

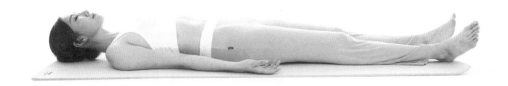

2.俯卧，双脚打开与肩同宽，双臂向斜上方打开，掌心向下，脸朝下，轻轻闭眼，全身放松。

3.俯卧，头转向右侧，十指交叉并置于头部下方，右膝弯曲，膝盖尽量靠近胸部，头部置于左臂弯曲处，闭上眼睛，全身保持完全放松状态，正常呼吸。然后用相同的方法再做另一侧。

4.跪坐，双脚并拢，臀部落在脚跟上，额头贴地，双臂放松，放在头部两旁，放松全身。

运动功效：经常失眠多梦的高血压患者，可以经常练习这套瑜伽放松运动，不仅可以缓解紧张的神经，帮助睡眠，还能促进全身的血液畅通循环，提高氧的吸收率，帮助稳定高血压。

运动提示：练习过程中全身心都得放松，可以由下而上逐次放松，而且双眼最好轻轻闭上。

腹式呼吸

1.仰卧或站立均可，闭目，全身放松，右手放在肚脐部，左手放在胸部。

2.由鼻慢慢吸气，同时胸部保持不动，腹部缓缓鼓出至最大限度，这个过程控制在5~6秒。

3.再由口慢慢呼气，同时胸部保持不动，腹部慢慢回缩至最大限度，这个过程控制在5~6秒。

4.反复练习20~30分钟，以微微出汗为宜。

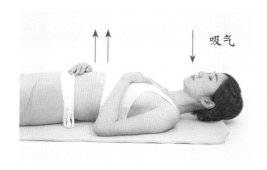
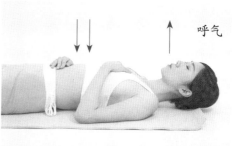

吸气

呼气

运动功效：

1.通过深度呼吸，能够增强心肺功能，促进血液循环。

2.能增强消化吸收功能，改善高血压患者的营养状况。

3.有助于缓解紧张和焦虑的情绪，改善睡眠，对稳定血压大有裨益。

运动提示：

1.锻炼时，每次一呼一吸都要做到深、长、匀、细，深，就是要尽全力吸气、呼气；长，即时间要拉长，节奏要放慢；匀，指呼吸要保持匀称；细，就是要细缓，不能粗猛。

2.熟练后，也可以练习逆腹式呼吸，即吸气时腹部回缩，呼气时腹部鼓出，每天练习几分钟，对稳定血压也有帮助。

踢毽子

1.一脚站立，支撑身体，另一腿的膝盖关节向外张。

2.向内及向上摆动小腿，用踝关节内侧踢毽子，待毽子落到膝盖以下位置再次抬脚踢起。

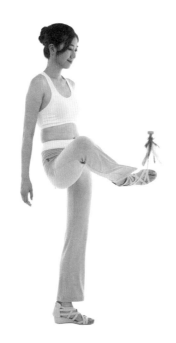

运动功效：踢毽子是一种简单易行的全身性运动，老少皆宜，有利于促进全身的血液循环与新陈代谢，活动关节，锻炼肌肉、肌腱、韧带的弹性和伸展性。家人一起踢毽子，还能调节情绪，舒畅心情，对稳定血压很有帮助。

运动提示：

1.可单脚持续踢，也可双脚轮流踢，换着花样踢，或者家人一起转圈轮流踢。

2.老年患者踢毽子的时候要注意安全，避免跌倒摔伤。

做做家务也是一种运动

1.洗碗：在洗碗的过程中顺便左右活动腰部，或者踮踮脚尖，或者向后、向左右踢踢腿。

2.拖地：双手握住拖把，身体向前屈至90度，双手伸直，腰部用力收紧，向左右摆动拖把。

3.擦家具：擦低一些的家具可以做蹲起的动作；擦高一些的家具可以伸展手臂、腰腿部。

4.买菜、倒垃圾：做这些家务尽量走路去，住楼房的少乘电梯，多走路。

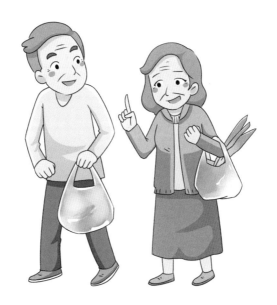

运动功效：

1.每一项家务看似只锻炼了身体的某一部分，其实都是全身的活动，能消耗身体能量，锻炼四肢的灵活性。

2.屋子打扫干净，心情也会变得不错，而心情愉快最有利于血压稳定。

运动提示：

1.不要长时间做一种家务，多种家务活变换着做，给自己一个休息的时间。

2.不建议做搬提重物的家务活动，以免导致血压升高，造成心脑血管意外。

按时吃午餐，营养均衡搭配好

午餐是很重要的一餐，按时吃，吃得好，既能补充上午的能量消耗，还能让我们下午更有劲儿地工作、学习或生活，所以，无论多么忙，高血压患者都要在中午11:30~13:00这段时间里，留30分钟给自己，好好吃一顿营养均衡的午餐。

主食要适量

主食是能量的主要来源，主要包括三类食物。

谷类：如大米、白面、小米、玉米、燕麦等。

豆类：如黄豆、黑豆、绿豆、赤小豆等。

薯类：如红薯、土豆、山药等。

每天主食应该吃多少

《中国居民膳食指南（2016）》中，对主食的食用量给出了明确建议：健康成人每天摄入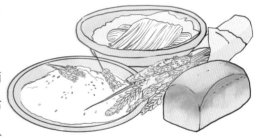谷薯类食物250~400克，其中全谷物和杂豆50~150克，薯类50~100克。

 鸿懿主任提醒

这里提到的250~400克是指干重，最好分配到每天的三餐中，不要一餐吃很多，以免引起消化不良。

主食吃得越少越好吗

当然不是。主食主要提供的是碳水化合物，在体内释放能量较快，这种能量比脂肪提供的能量更容易被人体利用，是最经济的能量来源。

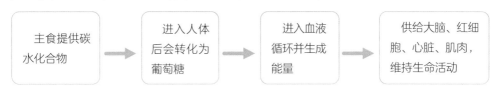

主食提供碳水化合物 → 进入人体后会转化为葡萄糖 → 进入血液循环并生成能量 → 供给大脑、红细胞、心脏、肌肉，维持生命活动

葡萄糖是脑组织和红细胞唯一可利用的能量，如果主食吃得太少或不吃的话，脑组织和红细胞没有了能量来源，人就会变得思维迟钝、记忆力减退，学习和工作的效率也会下降，时间长了，免疫力也会降低，疾病就会找上门了。

所以，主食是一定要吃的，而且不能少吃，不超过推荐摄入量即可。

主食怎么吃对稳定血压最有利

制作主食时，要采用适宜的烹调方法，尽可能地保留食物中的营养，首选蒸、烤，其次是煮，不推荐油炸。

1.制作面食时，如煮粥、蒸馒头、包子等，尽量少加碱，以免破坏所含的维生素。

2.烤时要控制好温度和时间，如果温度过高，时间过久，会破坏蛋白质中的赖氨酸，降低营养价值。

3.水煮面时会有大量的B族维生素溶于水，所以面汤最好不要丢弃。

4.米要用冷水轻轻淘洗，淘1~2次即可，切忌反复淘洗或揉搓。

5.紫米、黑米等富含花青素的米需要提前浸泡，色素会溶于水，所以泡米的水不要丢掉，要与米同煮，以保存其中的营养成分。

此外，还要注意各种主食之间粗细搭配，使营养互补，这样才对稳定血压最为有利。

粗细搭配有两层意思：一是适当增加一些加工程度低的米面；二是在精米、精面之外，搭配一些粗粮，如玉米、小米、燕麦、黄豆、赤小豆、绿豆、红薯、山药等。这样不仅能营养互补，还可以增加膳食纤维的摄入，减少糖的吸收，避免肥胖、高血糖，帮助维持血压稳定。

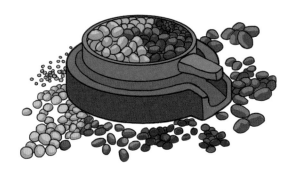

粗粮也不是吃得越多越好，粗细搭配一定要有一个合理的比例。一般粗粮占每天主食总量的1/3左右，最多不超过50%。

● **粗细搭配食法推荐** ●

- 用大米/小米/燕麦/红薯面+南瓜/红薯煮粥
- 用大米+小米/糙米/紫米/赤小豆等混合起来蒸杂粮饭或者煮杂粮粥
- 用精面+全麦粉/玉米粉/黄豆面等一起蒸杂粮馒头
- 每天两餐主食细粮+一餐粗粮，或者每餐主食有细粮，加一点煮玉米、煮红薯、蒸南瓜等粗粮

适当摄入富含优质蛋白的食物

蛋白质是生命的物质基础，在人体内负责构成和修复组织、调节生理功能、构成免疫细胞和供给能量。对高血压患者来说，蛋白质还能帮助减少食物中钠的吸收，促进钠的排出，保护血管壁，有利于维持血压稳定。所以，如果早餐摄入蛋白质比较少的话，中午就可以适当多吃点。

富含优质蛋白的食物有哪些

所谓优质蛋白，就是所含的必需氨基酸种类齐全，而且各种氨基酸之间的比例适当，人体利用率高。每天的膳食中，优质蛋白的量应占蛋白质总量的一半以上。

蛋类：蛋白质含量在12%以上，营养价值很高，优于其他动物性蛋白质

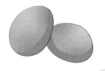

肉类：蛋白质含量为10%~22%，氨基酸组成与人体需要较为接近，利用率高

富含优质蛋白的食物

奶类：蛋白质含量平均为3%。必需氨基酸比例符合人体需要，消化吸收率高

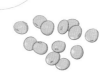

大豆及其制品：黄豆、黑豆、豆腐、豆皮等食物中蛋白质含量高，必需氨基酸的组成和比例与动物蛋白相似，且富含赖氨酸，利用率高

 鸿懿主任提醒

　　这些食物虽然都富含优质蛋白，但建议大家最好把动物性蛋白质和植物性蛋白质搭配食用，这样才能最大限度地提高蛋白质的营养价值，也就是说，食物搭配的种类越多，蛋白质的营养价值就越高。

有"植物肉"之称的大豆及其制品怎么吃最好

　　大豆及其制品因为富含优质蛋白、钙等多种营养素，加上物美价廉，所以才有了"植物肉"的美称。那么，高血压患者怎么吃才能更好地吸收这些营养素呢？

　　1.打豆浆：可以用黄豆单独打成豆浆饮用，也可与黑豆、赤小豆、花生、薏米等其他豆类、谷物搭配打成五谷豆浆，营养更丰富。

　　2.煮粥、煲汤或制作菜肴：黄豆排骨汤、杂粮粥、醋泡黑豆等都是适合高血压患者的美食。

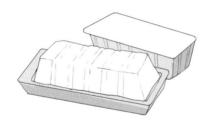

推荐食谱——黄豆排骨汤

材料：黄豆100克，猪小排500克，姜片、盐各适量。

做法：

1.黄豆洗净后浸泡1小时。

2.猪小排洗净，焯水，然后与黄豆、姜片一起煲汤，煲2~3小时，最后加盐调味即可。

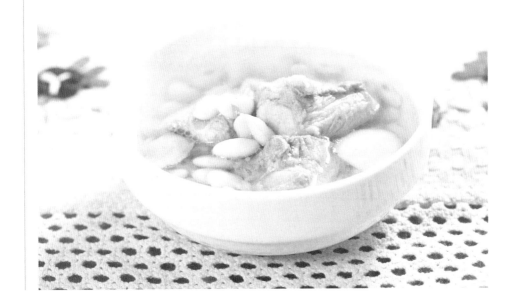

3.各类豆制品换着花样吃：黄豆、黑豆等还可以加工成多种豆制品，如豆腐、豆浆、腐竹、黄豆芽、豆粉等，高血压患者可以经常换着花样食用。

大豆类食物互换表（相当于50克大豆的豆类食物）

豆类食物	重量（克）	豆类食物	重量（克）
黄豆、青豆、黑豆	50	豆腐干、熏干、豆腐泡	110
腐竹	35	素鸡、素火腿	105
豆粉	40	北豆腐	145
豆豉、千张、豆腐丝	80	南豆腐	280
豆浆	730	内酯豆腐（盒装）	350

素食者可以用大豆制品代替肉类吗

可以。大豆的根系有非常强的固氮作用，蛋白质含量很高，达到35%~40%，并且其氨基酸组成接近人体需要，属于优质蛋白。因此，从营养上来说，在日常膳食中，大豆制品和肉可以有一定量的等量替代。

◦ **按蛋白质含量来算** ◦

50克黄豆=100克猪里脊肉

50克豆腐干=50克瘦肉

300毫升豆浆=25克牛腱子肉

100克豆腐=50克后臀尖

所以，建议素食者们，不吃鱼肉可以，但一定要多吃些大豆及其制品，以保证蛋白质的摄入。

高血压患者吃什么肉最好

选购顺序	种类	营养优势	营养劣势	食用建议
首选白肉	鱼（特别是三文鱼、金枪鱼等深海鱼）、虾、贝等水产品；去皮的鸡、鸭、鹅等禽肉	高蛋白、低脂肪，尤其是鱼类以不饱和脂肪酸为主	缺少铁元素	·可适当多吃； ·禽类不吃皮
次选红肉	猪瘦肉、牛肉、羊肉等畜肉	蛋白质含量高，富含B族维生素、铁等营养素	脂肪含量较高，饱和脂肪酸较多	·适当控制摄入比例； ·脂肪含量：猪瘦肉>羊肉>牛肉； ·不吃肥肉，不吃猪皮
少选动物内脏	猪、牛、羊、鸡、鸭等动物的肝、肾、心、血	富含维生素A、B族维生素及铁、锌、硒等	胆固醇含量高	可少量食用，每月食用2~3次，每次25克左右

高血压患者怎么吃肉类既美味又营养

选好了肉，制作过程同样很重要，如果方法不当，也会造成营养素的损失。不过，做到以下三点，就可以将损失大大降低。

1.先洗后切，凉水洗肉。肉用凉水冲洗干净即可，切忌放入热水中浸泡。洗完之后再切。

2.正确切肉，合理烹调。

肉类	正确切法	建议做法
牛羊肉	逆着肉的纹理切，让刀和肉的纹理呈90度的垂直，切出来的肉片，纹路呈"井"字状	·炒或滑炒：炒前可用淀粉挂糊上浆，可有效保留肉中的营养素，又能增加口感；·蒸、煮、炖：营养损失少，且更容易被人体消化吸收
猪肉	顺着肉的纹理切，刀和肉的纹理呈水平线，切出来的肉片，纹路呈"川"字状	
鸡鸭肉	斜着切，刀和肉的纹理有个倾斜的角度即可，切出来的肉片，纹路呈斜的"川"字状	
鱼肉	顺着鱼刺的方向，从鱼头后面入刀，切口贴着鱼刺向鱼尾方向切，这样可把鱼刺分离出来	最好清蒸，蒸后浇汁，既可减少营养素损失，又可增加美味

 鸿懿主任提醒

　　很多人都认为喝鸡汤比吃鸡肉更有营养，其实不然，鸡汤里面的营养大部分是脂肪和少量的水溶性维生素、矿物质，而非水溶性的蛋白质90%~93%仍留在鸡肉里。而且，鸡汤中嘌呤含量很高，尿酸浓度偏高或合并痛风的高血压患者都不宜食用。

高血压患者最好不要吃四种肉

高血压患者适当吃些肉食，可以补充优质蛋白，但也不是什么肉都对健康有利，下面这四种肉最好不要吃。

炸肉：脂肪过高，含有致癌物	肉类食物经过油炸，会极大地提高脂肪含量，经常食用极易导致肥胖、高脂血症，对稳定血压不利。而且，在油炸过程中，还会产生大量的致癌物质，对健康危害极大

腌肉： 高钠、致癌	腌肉中钠盐的含量非常高，吃多了容易使血压升高。并且在腌制过程中会产生亚硝酸盐等致癌物质，会增加患癌的风险
鱼、肉罐头： 营养素被破坏	罐头中的肉都是经过多道程序加工，加入很多添加剂，肉中的蛋白质会发生变性，维生素也几乎被破坏殆尽，营养价值大幅度缩水
加工肉：添加剂、钠盐过多	肉干、火腿、卤肉等加工肉制品中，不仅含有大量的盐，还有多种防腐剂、增色剂，食用这类肉食，会造成人体肝肾负担加重，对高血压患者危害很大

一定要控制好饱和脂肪酸和反式脂肪酸的摄入量

研究表明，饱和脂肪酸和反式脂肪酸会形成动脉粥样硬化，增加患心脑血管病的风险。所以，高血压患者应该严格限制这两类脂肪酸的摄入。

每天应该摄入多少脂肪

中国成人膳食脂肪适宜摄入量　　（脂肪能量占总能量的百分比）

年龄（岁）	脂肪	SFA	MUFA	PUFA
成人	20~30	< 10	10	10

注：SFA 饱和脂肪酸，MUFA 单不饱和脂肪酸，PUFA 多不饱和脂肪酸

高血压患者也遵循这个摄入量即可。如果换算成食物，大家可以参考《中国居民膳食指南（2016）》的建议：健康成年人每天应摄入鱼类40~75克，畜禽肉40~75克，蛋类25~50克，烹调油摄入量应控制在25~30克。但老年人、肥胖者、心脑血管患者，应在此基础上进一步减少用油量。

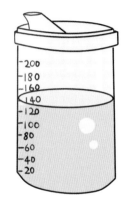

什么是看不见的脂肪

我们平时能够看见的脂肪，主要有两种：

油	脂
在常温下呈液态，比如炒菜用的花生油、豆油等各种植物油	在常温下呈固态，如猪油、牛油、羊油、鸡油等各种动物油

除了这两种能看见的脂肪外，还有一些脂肪是藏在食物里的，用肉眼是看不见的，比如芝麻、核桃、花生、瓜子、松子、动物内脏、蛋黄等，都含有脂肪。所以，高血压患者在食用这类食物时，一定不能多吃，以免脂肪摄入过多。

○—— **按脂肪含量来算** ——○

3个核桃=25克花生=40克葵花籽=10克纯食用油

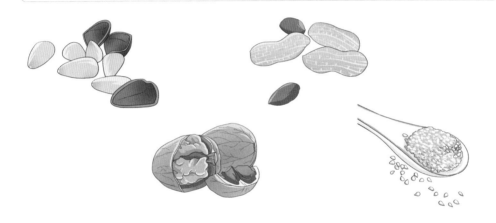

如何正确使用烹调油做出美味佳肴

很多人都觉得，做菜放油少了不香，所以，不知不觉就吃油多了。其实，只要掌握了一些方法，用较少的油也能做出美味佳肴。

定量用油，控制总量	比如可将全家每天的用油倒入一个量具内，用油时从这个量具里取。坚持一段时间，养成习惯，对控制用油大有好处
烹饪方式清淡些	做菜时，多用清蒸、水煮、清炖、凉拌等各种少油的烹调方式，尽可能不用煎、炸等方式烹调食物

食材少"过油"	做汤或用砂锅炖菜时，不要先煸炒，直接把食材放入锅里，如果是肉类，可以把"过油"改为"焯水"，然后再放入菜中同炒或同炖。煲好的各种肉汤，先把上面的油脂撇出来再食用，也可以减少不少油脂的摄入
用调料代替油调味	可多用一些浓味的调料来调味，比如制作蘸汁时放些葱、姜、蒜、辣椒碎和芥末油；蒸炖肉类时放点香菇、蘑菇增鲜；炖菜时放点八角、草果、香叶等。即便少放一半油，味道也会很香

不吃含反式脂肪酸的食物

反式脂肪酸摄入过多会增加患动脉粥样硬化和冠心病的危险，这是被医学研究证明了的。所以，高血压患者尽量不要吃含反式脂肪酸的食物。那什么是反式脂肪酸呢？

一般来说，植物油中的脂肪酸都属于顺式脂肪酸，但如果一些植物油经过氢化时，就会产生反式脂肪酸，它有很多个名字，比如食用氢化油、氢化植物油、人造脂肪、代可可脂、人造奶（黄）油、人造植物黄（奶）油、起酥油、人造酥油等。所以，只要食品标签上有这些成分，就尽量不要吃了。

◦ **含有反式脂肪酸的食物** ◦

蛋糕、面包、萨其马、蛋黄派、月饼、老婆饼、各种饼干、汉堡包、三明治、油炸食品、膨化食品、蛋挞、巧克力、速溶咖啡、咖啡伴侣、奶茶、糖等

胆固醇是什么？都是不好的吗

一提到胆固醇，很多人都认为是不好的，吃多了，血管就堵啦！其实，胆固醇也是脂类的一种，具有重要的生理作用，如构成细胞膜、合成类固醇激素、形成胆酸等。所以，胆固醇并不都是坏的，是有好坏之分的。

好胆固醇——高密度脂蛋白胆固醇（HDL-C）

能抵御动脉硬化、粥样斑块的形成，减少脂肪在血管壁上的沉积，对心血管有保护作用。

坏胆固醇——低密度脂蛋白胆固醇（LDL-C）

水平升高，沉积于心脑血管的动脉壁内，会增加动脉粥样硬化、冠心病、脑卒中的危险性。

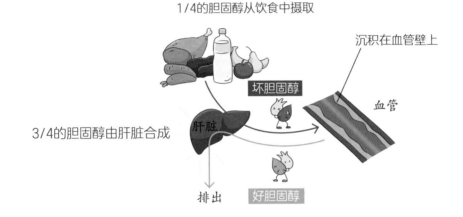

1/4的胆固醇从饮食中摄取

沉积在血管壁上

坏胆固醇

血管

3/4的胆固醇由肝脏合成

肝脏

排出　好胆固醇

胆固醇取消限量就可以敞开吃了吗

不可以。虽然最新的DRIs（膳食营养素参考摄入量）的建议中，取消了对膳食胆固醇的上限值（以前设定上限值是300毫克），但这不代表胆固醇就可以敞开吃了。因为血液胆固醇与心脑血管疾病的关系是确凿的，并且，胆固醇主要来自人体自身（肝脏和小肠组织）的合成，没必要必须从膳食补充，所以，在保持饮食健康的情况下还是少吃为好。特别是高血压合并高胆固醇血症、动脉粥样硬化的患者，必须严格控制膳食中高胆固醇食物的摄入。

◦ 胆固醇的食物来源 ◦

● 蛋黄、鱼子、动物内脏中胆固醇的含量最高

● 猪肉、猪排、奶油、鸡肉等含量也较高

午餐慢点吃，吃七成饱即可

午餐除了要保证营养均衡外，还要注意细嚼慢咽，进食量也要有节制，一般吃到七成饱就可以了。

暴饮暴食会使血压不稳吗

会。暴饮暴食会造成消化系统、血液系统的应激状态，尤其对心血管比较脆弱的高血压患者来说，很容易使血压升高。长期的暴饮暴食，还会使脂肪摄入过多，导致肥胖、高脂血症、动脉粥样硬化等疾病，进而影响血压的稳定。所以，高血压患者一定要注意饮食规律，少食多餐，切忌暴饮暴食。

七成饱是什么感觉

所谓七成饱，就是感觉并没有饱，但对食物已经没有那么热情了，吃饭的速度也明显下降，把食物撤走或者转移注意力，很快就会忘记吃东西的事情。如果在这个量停下进食，人既不会提前饥饿，也不容易肥胖。

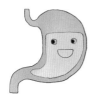 **七成饱**：感觉胃还没有满，但可吃可不吃，果断地放下筷子，离开餐桌。

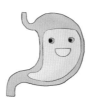 **八成饱**：感觉胃里满了，但再吃几口也可以。

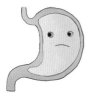 **九成饱**：感觉胃已经胀满，有点不舒服了。

 十成饱：感觉胃都胀痛了，一口都吃不下了。

怎么才能做到七成饱

1.吃得慢一点。从食物进入胃肠道，到大脑告诉你吃饱了，是需要一定时间的。如果吃得太快，那等感觉到饱的时候，就已经吃多了。所以，我们需要把吃饭的速度慢下来，细嚼慢咽，把每一口饭都嚼成糜状再咽下，让饥饿感逐渐消退，胃里面逐渐充实，慢慢地就能让胃和大脑同步感受到七成饱。

2.少食多餐。人在特别饥饿的时候，就容易狼吞虎咽，吃得多。所以，建议大家少食多餐，即在两正餐中间，选择一些健康的零食，适量加个餐，比如一个苹果、几粒坚果等，这样等到吃正餐的时候就不会太饿，也就比较容易细嚼慢咽，慢慢感受七成饱的状态。

3.吃饭要专心。有些人喜欢边吃饭边看书、看电视、玩手机或者说笑聊天，这样就很难感受到饱感的变化，不知不觉就会吃多。所以，吃饭时一定要专心。

4.先吃素，后吃荤。蔬菜热量低、富含膳食纤维，饱腹感强，先吃下去，能很快消除饥饿感，又不用担心摄入过多热量。之后再吃肉类，就会吃得少了，能减少脂肪的摄入，达到七成饱也就容易多了。

 鸿懿主任提醒

　　七成饱感觉的建立需要我们自己不断感受和调整，是要花一定时间的，很多人一开始都做不到，所以这里教大家一个简单的判断标准：如果你三餐时间很规律，并且两餐中间也进行了适量的加餐，但在吃正餐之前还是很饿，就说明上一次正餐没达到七成饱，可适当再增加一点饭量。

4 类午餐要少吃

○ 汤泡饭 ○
缺少了咀嚼的过程，会增加胃肠的负担，不利于消化吸收

○ 盖浇饭 ○
把菜汤里的各种调料一起吃了，易造成油、盐等摄入过多，对稳定血压不利

○ 西式快餐 ○
高脂、高糖、高盐，而矿物质、维生素、膳食纤维含量却很少，易导致肥胖或引发心血管疾病

○ 方便面 ○
主要成分是碳水化合物和油脂，含盐比较多，蛋白质、维生素、矿物质、膳食纤维较少，不能满足人体所需

在外就餐时要怎么吃

餐馆中的菜用油量很大，口味重，而且油品质量也不能保证，所以，高血压患者尽量少在外面吃饭，但有时候不得不在外用餐，那怎么吃才不会影响血压稳定呢？

在餐馆就餐如何点菜

1.点菜时要荤素搭配、干稀搭配、主食副食搭配。

2.主食选馒头、米饭等不含油、盐的。

3.菜品选择用蒸、炖、煮、凉拌等方法制作的，注意少油少盐少辛辣。

4.饮品宜选清茶、豆浆、牛奶或白开水、纯果汁，尽量不点酒。

5.点的菜量要适宜，切勿贪多，以免因担心浪费而吃太多。

如何吃自助餐

很多人吃自助餐都会吃到很撑，这是明显的暴饮暴食，对保持血压稳定是极为不利的。所以，建议高血压患者在吃自助餐时遵循以下三个原则：

1.少量多次地取食物，吃饱即可，切勿暴饮暴食。

2.注意用餐顺序：餐前先喝一小碗汤→吃蔬菜→米面类→鱼虾类→禽肉→水果。注意水果要在餐后半小时吃。

3.多吃蔬菜、水果；肉食适量，不超过100克；少吃含油、盐的主食或甜品。

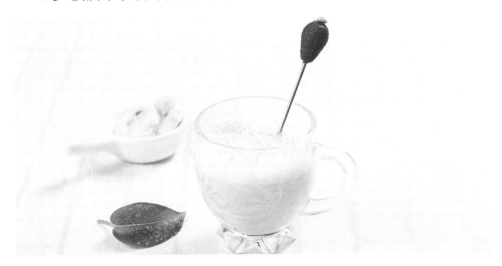

一周稳定血压午餐食谱推荐

日期	午餐搭配
周一	米饭 + 芹菜炒瘦肉丝 + 香菇油菜 + 番茄鸡蛋汤
周二	花卷 + 木耳白菜 + 炖鸡腿 + 紫菜汤
周三	杂粮馒头 + 清蒸鲤鱼 + 炝炒圆白菜 + 白萝卜汤
周四	杂粮饭 + 清炒西蓝花 + 小炒牛肉 + 菠菜汤
周五	烙饼 + 西芹虾仁 + 洋葱木耳炒鸡蛋 + 豆腐汤
周六	打卤面（茄子肉丝卤 + 黄瓜丝 + 绿豆芽）
周日	白菜猪肉包子 + 海带汤

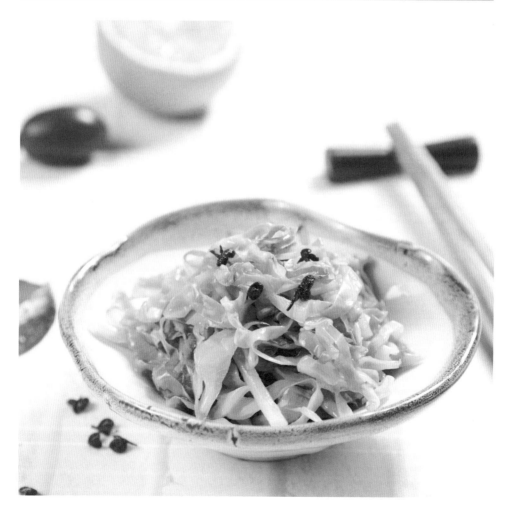

适当午睡

大家应该有这种感觉，就是吃完午饭后容易困倦，这是因为较多的血液都到胃中去参与食物的消化了，头部供血相对减少，就会引起疲乏、困倦。所以，这时候最好能小睡一会儿，可以缓解疲劳，舒缓心血管系统，对控制血压有利。

午饭后不宜立即睡觉

午饭后不要立即躺下睡觉，因为刚吃饱饭，消化功能旺盛，如果这时午睡，必然减缓胃肠蠕动，妨碍食物的消化吸收，也会影响午睡质量。所以，午饭后最好能休息10~20分钟，再去午睡。

午睡 30 分钟就够了

午休的时间不宜过长，一般睡30分钟就够了，不要超过1小时。如果睡得时间太长，进入深度睡眠，醒来后反而会感到更加困倦，还会影响晚上的正常睡眠，甚至导致失眠。

午睡姿势要正确

在家的高血压患者最好是躺着午睡，以右侧卧的姿势为佳，这样不会压迫到心脏，可使全身肌肉得到最大的放松，而且有利于食物在胃肠中的运动。

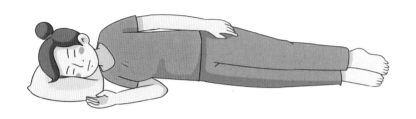

上班族在单位如何午休

• 有条件的，最好是在沙发、躺椅或午休床上躺着午睡。午休床是折叠的，打开可以躺着舒服地睡午觉，折叠起来又不会太占空间，拉上拉链还可以当靠垫。

• 如果没有条件躺着午睡，可以在办公室准备一个U形枕，午睡时套在脖子上，头伸过椅子背，身体伸直，靠在椅背上，腰部垫一个抱枕，放松地闭目休息。如果想更安静一些，可以戴上眼罩和耳塞。

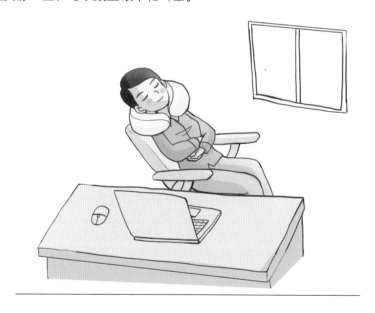

• 如果想趴在桌上休息一会儿，则可以拿个适合趴睡的枕头垫在头下，胳膊环绕抱着枕头。

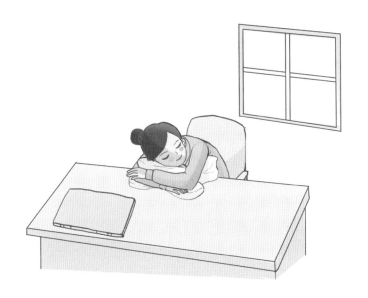

 鸿懿主任提醒

午休时有三点需要注意：

1.不要把头枕在手臂上，否则极易出现手臂麻木，也会影响呼吸。

2.如果佩戴隐形眼镜，最好先摘下镜片再午睡，以免眼睛感觉酸涩。

3.夏季办公室空调开得足，尽量避免空调直接吹向身体，最好准备一条毛毯盖在身上，以免着凉。

午睡醒后"红眼"是怎么回事

有些高血压患者午睡醒后眼睛会变红，如果过一会儿能自然消退就是正常的，无须担心。但如果"红眼"的症状一直持续，并且伴有红肿，那就不正常了。特别是经常出现这种症状的高血压患者，一定要及时到医院检查，警惕高血压引起的眼部病变出血。

午睡醒后，服短效降压药的患者该服第 2 次药了

如果吃的是短效降压药的话，那在午睡醒来后，就需要吃第2次药了。

鸿懿主任重点说：
难治性高血压，它"难"在哪儿

难治性高血压这个"难"主要体现在医患两个方面：

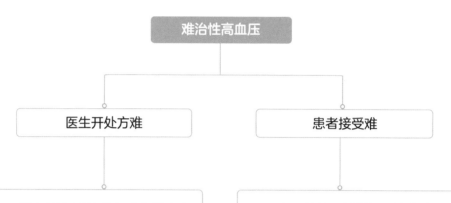

难治性高血压

医生开处方难

患者接受难

所有的降压药或多或少都会有一定的副作用，而难治性高血压常常需要同时服用三四种降压药，这对医生来说就充满了挑战，因为医生在开处方的时候必须要考虑，如何搭配药物才能既保证发挥出最大的药效，又把副作用降到最低。而每个患者的情况又是不一样的，常常需要调整用药，有时可能需要反复调整多次才能找到最佳的联合用药方案

降压药数量的增加，就意味着费用的叠加，尤其有些药物还不在医保的报销范围内，这无疑会增加患者的经济负担。同时，多种降压药的副作用也必然会对患者的身体造成一定的影响。如果在用药一段时间之后，血压还是没有得到有效控制，那么，患者必然会怀疑医生的处方有问题，不再信任医生，依从性变差，不再遵医嘱服药，如此一来，血压就更难控制了

第三章

16:00~20:00
血压再次升高时怎么稳定血压

血压在保持了几个小时的平稳后，到了 16:00 左右，会再次升高，逐渐达到一天里的第二次血压高峰。这段时间，正好处于两餐之间，午餐消化得差不多了，胃里比较空，对上班族来说，又正是感觉疲惫的时候。所以，如何把血压降下来，避免发生心脑血管意外，就显得尤为重要了。

上班族：吸烟、喝咖啡或喝浓茶
都不是提神的好办法

对正在上班的高血压患者来说，16:00左右，往往是身心疲惫的时候，可此时还有工作尚未完成，需要想方设法打起精神来。但是，这里要提醒大家，不管用什么办法，吸烟、喝咖啡或浓茶都不宜用来提神。

不吸烟，也要远离二手烟

吸烟会导致血压升高，这一点前面讲过了，这里再强调一遍，高血压患者一定要戒烟，同时也要离吸烟区和吸烟的人远一些，因为二手烟的危害更大。

高血压患者为什么不宜喝咖啡

咖啡中含有咖啡因，会刺激人体的兴奋神经，如果经常喝咖啡，特别是浓咖啡，就容易使血压增高。所以，高血压患者尽量不喝咖啡。如果实在喜欢喝，可以在血压达标、平稳的前提下偶尔喝一次，且不要太浓，不要加砂糖、咖啡伴侣等，每天不超过200毫升。

科学饮茶，不喝浓茶

茶叶中含有咖啡因，如果喝浓茶的话，会兴奋中枢神经，使人心率加快、外周血管收缩，导致血压升高。所以，建议喜欢喝茶的高血压患者，适量喝一些清淡的绿茶或菊花茶，含咖啡因最少，含茶多酚比较多，有利于血压稳定。

科学饮茶要点

1.适量饮茶，不宜过浓或过多

2.温热饮茶，不宜太热或太凉

3.不空腹饮茶

4.半小时后再喝，忌饭后马上饮茶

5.睡前不要饮茶

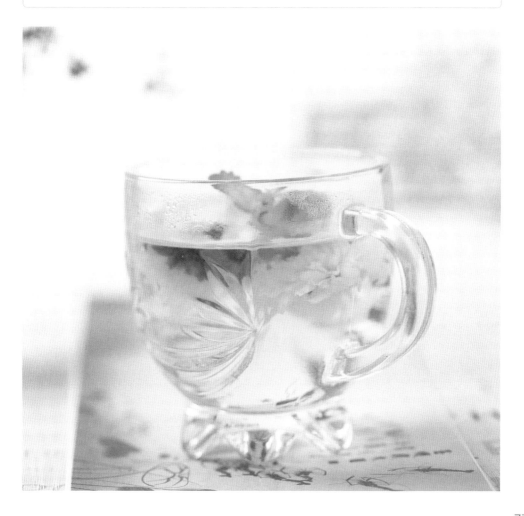

安排个"下午茶"补充能量

吃完午餐到现在已经3个多小时了，食物消化得差不多了，不妨适当安排一个"下午茶"，给身体补充能量，也可避免晚餐时太饿而进食过多，影响血压稳定。

"下午茶"可以吃些什么

"下午茶"，其实就是下午的加餐，大家可以根据自己的喜好，选择一些低脂、低盐、低糖、有营养的食物即可。比如：

- 吃几粒核桃仁、杏仁、南瓜子、栗子等坚果；
- 吃几块燕麦饼干或一片全麦面包，配一杯绿茶或酸奶；
- 吃一根黄瓜或香蕉等。

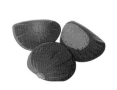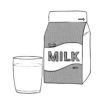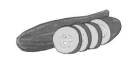

坚果摄入越多越好吗

坚果是营养佳品，富含蛋白质、不饱和脂肪酸、维生素E、叶酸、镁、钾等多种营养素，高血压患者经常食用，对预防心脑血管疾病有益。但是，坚果也属于高能量食物，50克瓜子仁中的能量相当于一大碗米饭。所以，坚果并非吃得越多越好，一定要适量。根据《中国居民膳食指南（2016）》中的建议：每人每周可食用坚果50~70克，即每天10克左右。如果吃多了，就要减少三餐的饮食摄入量。

10克坚果=2~3个核桃=4~5个板栗=20~25克带壳葵花籽

 鸿懿主任提醒

　　大家吃坚果的时候，一定要选择原味坚果，那些风味坚果、炭烤坚果等，盐、糖含量都较高，对降低血压不利，尽量不要选。

高血压患者为什么要限制添加糖的摄入

　　所有人工加入到食品中的糖类，都属于添加糖，比如蔗糖（白糖、红糖、冰糖）、果糖、葡萄糖、果葡糖浆等。与谷薯类食物中的淀粉不同，添加糖是高血压的隐形推手之一。

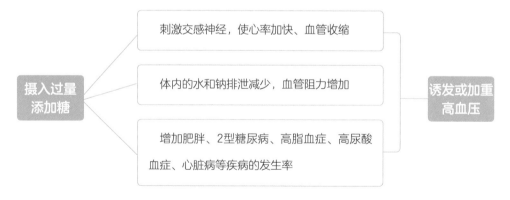

　　因此，《中国居民膳食指南（2016）》中建议，健康人每天添加糖的摄入量不超过50克，最好控制在25克以下，高血压患者在此基础上要进一步减少。

　　添加糖广泛见于各种即食食品中，购买时要注意看一下配料表，配料表中原料的排序是从多到少排的，如果前几位就出现了添加糖，那这种食物还是少吃比较好。另外，含糖饮料不要喝，比如一瓶500毫升的甜饮料，含糖量可以轻松超过60克，远远高于推荐量。平时制作菜肴、饮品的时候也尽量不要放糖。

每天吃多少克水果最合适

《中国居民膳食指南（2016）》建议，健康成年人每天水果的食用量为200~350克。这很容易达到，一个苹果或一根香蕉就有大约200克了，所以，每天保证至少一个水果，就可以达到推荐量。不过，有两点需要注意：

1.合并高血糖或糖尿病的高血压患者要选择含糖量低的水果，如草莓、梨、猕猴桃、火龙果、桃子、橙子、柚子、西瓜、甜瓜、哈密瓜等，且不能过量。

2.果品要多样化，不能只吃单一水果，以获取多种营养元素，促进营养均衡。

水果和果汁可以互相替换吗

不可以。因为瓶装果汁中含有很多添加剂和糖，主要成分是水，加热的灭菌方法也会使水果的营养成分受损。而鲜榨果汁在捣碎和压榨过程中，会破坏水果中某些易氧化的维生素，膳食纤维几乎为零。所以，建议能够食用新鲜水果的高血压患者，尽量吃整个的水果。

加工的水果制品能够替代新鲜水果吗

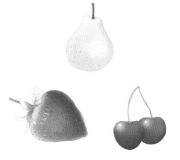

水果罐头、果脯、蜜饯、果汁等水果加工食品，在生产过程中不但使水果的膳食纤维、维生素等营养成分被破坏，而且还会添加大量的糖及甜味剂、防腐剂、色素等添加剂，其营养价值远远不及新鲜的水果。

维生素片能代替水果吗

不能。食物才是我们获取各种营养物质的最好来源，如果的确有额外需求时，也要在医生或专业营养人员的指导下，在保证合理膳食的基础上，适量地补充一些维生素片，但不能错误地认为只要吃这些补充剂就可以不吃或者少吃水果了。而且，许多营养素吃多了还会对身体有害，必须注意。

控制好情绪，保持血压平稳

下午这段时间，身心疲惫，工作也没有做完，就容易使人出现烦躁、焦虑等情绪，这对保持血压稳定是很不利的。

情绪波动对血压有什么影响

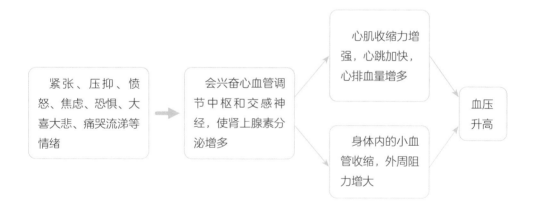

什么是 A 型性格，它与高血压有关系吗

A型性格，也称A型行为模式，这种性格的人通常脾气急躁，做什么事情都很着急、节奏快，缺乏耐性；做事容易一意孤行，独断专横；喜欢竞争、好斗。所以此类人的情绪经常处于急躁、愤怒、焦虑、敌意等状态，也就极易导致血压升高。可以说，A型性格与高血压、冠心病等心血管疾病是显著相关的。

测试：你是A型性格吗？

1.你吃饭和走路时都很着急吗？

2.当别人慢条斯理做事时你会感到不耐烦吗？

3. 在路上挤车或餐馆排队时你会被激怒吗？

4. 与别人有约时你是否绝对守时？

5. 看见别人迟到时你是否会生气？

6. 用餐时你是否一吃完就立刻离开去工作？

7. 你是否经常有匆匆忙忙的感觉？

8.你说话时会刻意加重关键字的语气吗？

9.当别人向你解释事情时你会催他赶快说完吗？

10. 你是否经常打断别人的话？

11. 聆听别人谈话时你会一直想你自己的问题吗？

12. 你是否会不断给自己施加时间压力，总为自己制定最后期限吗？

13.你认为孩子自幼就该养成与人竞争的习惯吗？

14. 你是否觉得与人竞争时非赢不可？

15. 你是否会不惜代价，也要拼命直奔超出自己实际能力的既定目标？

16. 你是否觉得对自己的工作效率一直不满意？

17. 你是否有信心再提升你的工作绩效？

18. 你是否把自己的行程排得满满的，而且也想让别人照着做？

19.你会边吃饭边工作吗？

20. 让你停下工作休息一会儿时你会觉得浪费了时间吗？

评分标准：回答"是"得1分，回答"否"得0分。

- 0~10：B型性格（除A型以外的都属B型）
- 11~15：A型性格
- 16~20：A+型性格

高血压患者如何克服 A 型性格

如果高血压患者是A型性格，那就要想办法来调整心态，克服性格缺陷，以维持血压稳定。

降低要求

制定的目标要符合自己的实际能力，不要苛求自己

知足常乐

豁达地面对人生的得失，不要总和别人比，这样才能提升幸福感，稳定情绪，稳定血压

转移坏情绪

当感觉愤怒、烦躁、焦虑、压抑时，可以到户外散散步、打打球、听听音乐等，把注意力转移到别的事情上，从而消除坏情绪

让生活丰富起来

培养一些清闲、优雅的业余爱好，如养花、喂鸟、垂钓、书法、听音乐、绘画、唱歌等，可以帮助排遣不良情绪，改善心态，让血压保持稳定

心理行为疗法对降血压有帮助吗

有帮助。心理行为疗法，又称行为干预，是指通过默想、松弛训练、放松训练等行为，来达到治疗目的的方法。运用这些方法，可以放松肌肉和精神，帮助稳定情绪，降低血压。这里为大家推荐一种"松弛-默想"疗法，高血压患者可以经常练习。

具体方法：

1.选择一个安静干扰少的环境，平躺或静坐，闭目。

2.放松全身肌肉：从脚开始放松，逐步向上直至面部，保持肌肉高度松弛。

3.同时配合鼻子呼吸：吸气时默想"1"，吸气到最大限度再呼气，呼气时也默想"1"，如此反复呼吸-默想20分钟。

4.锻炼结束后，要再闭目平躺或静坐几分钟，然后再睁眼。每天锻炼1～2次。

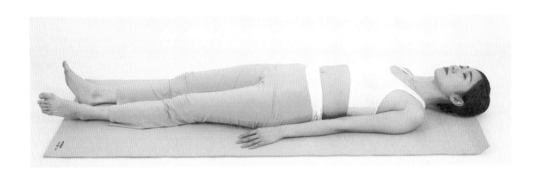

注意事项：

1.可睁眼确认练习时间，不要用闹钟定时。

2.宜在饭后2小时后锻炼，以免影响消化过程干扰松弛反应。

如何通过音乐疗法稳定情绪降血压

乐曲的不同节奏、旋律、音调和音色，可对人体起到兴奋、抑制、镇痛等不同作用。因此，建议高血压患者经常听一些旋律优美抒情、节奏平稳悠缓的音乐，能缓解紧张、烦躁、焦虑等情绪，降低交感神经的兴奋性，进而起到降低血压的作用。

服中效降压药的患者此时该服第 2 次药了

如果服用的是中效降压药，那么在16:00左右，就该服第2次药了，以应对即将到来的第2次血压高峰。

晚餐清淡，少吃点

现在很多人晚餐都非常丰盛，还有些人为了保持身材不吃晚饭，这两种做法对维持血压稳定都是不利的。晚餐后的运动量较少，热量消耗也少，所以，建议高血压患者按时吃晚餐，最好吃些清淡的汤粥小菜，既能保证营养，又容易消化吸收。

晚餐不宜吃太晚，更不能吃多

高血压患者的晚餐最好安排在17:30~19:00，用时30分钟。晚餐不能吃得太晚，与睡觉时间最好间隔4小时以上。

对高血压患者来说，晚餐还要适量，不能吃多，以免加重消化负担，导致睡眠不好。而睡眠不好，会导致身体持续处于紧张状态，血管收缩，直接影响血压稳定。

晚餐要清淡，可多吃点绿叶蔬菜

高血压患者的晚餐应以富含碳水化合物和膳食纤维的食物为主，低脂肪，易消化。可适当吃些粗粮，多吃些新鲜蔬菜，尽量不喝酒。

每天吃多少粗粮合适

《中国居民膳食指南（2016）》中建议：成年人每天食用全谷物和杂豆50~150克，薯类50~100克。但是，老年人消化能力较弱，所以每周吃粗粮不超过2次，每次不超过25克，并且最好"粗粮细做"，比如可以打五谷豆浆、米糊，或者打成粉发酵做成馒头、面包等，作为主食食用。通常，杂粮与白米或者白面掺在一起使用时，一般不超过三分之一。

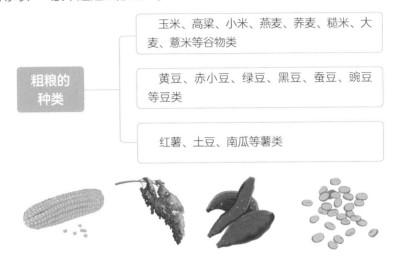

玉米、高粱、小米、燕麦、荞麦、糙米、大麦、薏米等谷物类

黄豆、赤小豆、绿豆、黑豆、蚕豆、豌豆等豆类

粗粮的种类

红薯、土豆、南瓜等薯类

每天吃多少蔬菜合适

《中国居民膳食指南（2016）》建议，健康成人每天宜摄入300~500克蔬菜（烹调前的生重），最好深色蔬菜约占一半。

 鸿懿主任提醒

这个建议摄入量可根据患者自身情况增减，比如有肠胃疾病或做过手术的高血压患者，每天蔬菜的摄入量可以减少到200~400克；合并肥胖、高脂血症、糖尿病的患者，则可以增加到750~1000克，同时减少主食量。

怎样选择蔬菜

以应季蔬菜最佳

每个季节的气候特性都对当季的蔬菜具有最适合其成长的条件，所以，当季当地、自然成熟的蔬菜，比跨季品种的营养成分相对要高

蔬菜越新鲜越好

挑选蔬菜的时候一定要注意新鲜度，看其质地是否脆硬，越新鲜的蔬菜营养价值就越高。因为蔬菜在存放或运输过程中，营养物质会有流失，尤其是维生素C的损失最大

| 深色蔬菜要占一半 | 深色蔬菜中不仅维生素、矿物质含量相对高，还含有多种植物活性物质，如叶绿素、叶黄素、番茄红素、花青素等，具有抗氧化、抗癌、调节免疫等作用，营养价值更高 |

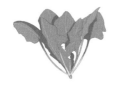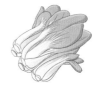

| 多种蔬菜搭配食用 | 蔬菜有很多种类，比如根菜类、瓜茄类、叶菜类、花菜类、鲜豆类、菌藻类等，不同的蔬菜中营养物质的含量也不一样，因此，建议高血压患者各类蔬菜搭配食用，最好每天在五种以上，以满足人体对各种营养物质的需求 |

怎么烹调蔬菜才能减少营养的损失

在烹调过程中，蔬菜中维生素、矿物质等营养素很容易流失，这就需要我们采取一些保护性的方法，以尽可能多地保留住菜肴中的营养。

首先要注意初加工的方法：

1.不要久泡：洗蔬菜时最好用流水冲洗，不要长时间浸泡，泡得越久，营养损失越大。

2.先洗后切：蔬菜整个洗净之后再切，切忌先切再洗，否则营养素会从切口处流失。

3.切好即用：蔬菜切好后要尽快烹调食用，放得久了，营养素容易氧化、流失。

其次应采用适宜的烹调方法：

1.凉拌：黄瓜、生菜、莜麦菜等适合生吃的蔬菜，尽可能地生吃。调味时，加点醋，有利于维生素C的保存，还能促进钙的吸收和利用；放点植物油，有利于胡萝卜素的吸收；放点葱、蒜，则能提高B族维生素的利用率。

2.焯水：需要焯水的蔬菜，需沸水下锅，焯水时间应尽量短，以避免维生素的破坏。

3.急火快炒：需要炒食的蔬菜，特别是绿叶蔬菜，最好是急火快炒，可防止水溶性营养素的流失，加热时间越短，营养素损失得越少。

 鸿懿主任提醒

炒好的蔬菜应尽快食用，现做现吃，少吃剩菜，避免反复加热，以减少营养素的损失和亚硝酸盐的增加。

水果和蔬菜可以互相替换吗

不可以。蔬菜和水果在营养成分上确实有很多相似之处，但是，它们是不同种类的食物，营养价值各有特点，不能互相替换，蔬菜、水果每天都要吃。

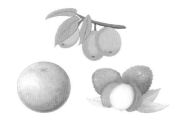

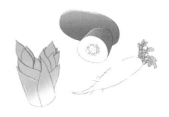

● 水果中的糖类、有机酸和芳香物质比新鲜蔬菜多。
● 水果食用前不用加热，营养几乎没有损失。

● 蔬菜品种远远多于水果。
● 多数蔬菜（特别是深色蔬菜）的维生素、矿物质、膳食纤维和植物化学物质的含量高于水果。

如何减少蔬菜中亚硝酸盐的摄入量

所有蔬菜中都或多或少地含有一些硝酸盐和亚硝酸盐。有数据显示，人体摄入的亚硝酸盐多来自蔬菜。那么，有什么办法可以减少亚硝酸盐的摄入呢？

1.买菜要少量多次，不要一次买一大堆蔬菜放到冰箱里，蔬菜放得时间越长，越容易产生亚硝酸盐。

2.放入冰箱冷藏的蔬菜不要超过3天。

3.硝酸盐是易溶于水的，所以蔬菜在烹调前先用水焯一下，可以去掉大部分硝酸盐。

4.不要吃剩菜，剩菜不仅营养价值大打折扣，而且长时间放置，还会产生亚硝酸盐。

晚上即使有应酬，酒也一定要少喝或不喝

有研究表明，饮酒量与血压水平呈正相关，酒精只需要5分钟就可以进入血液，如果大量饮酒，很容易导致血压迅速升高，诱发脑出血、心脏病等心脑血管意外的发生。对于药物治疗的高血压患者来说，酒精还会降低药效。所以，建议高血压患者一定要戒酒。如果有应酬，实在推脱不了，也一定要少喝。

那高血压患者饮酒量的上限是多少呢？在《中国居民膳食指南》中有明确的规定，建议成年男性每天酒精摄入量不超过25克，女性不超过15克，换算成各种酒的量大致如下表所示：

酒类	25 克酒精	15 克酒精
白酒　52%vol（酒精浓度）	60 毫升	36 毫升
白酒　38%vol（酒精浓度）	82 毫升	49 毫升
葡萄酒　8%vol~15%vol（酒精浓度）	390~200 毫升	230~120 毫升
啤酒　2%vol~5%vol（酒精浓度）	1500~600 毫升	900~370 毫升

高血压患者饮酒一定要适量哦

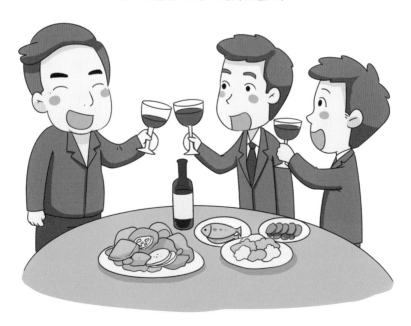

一周稳定血压晚餐食谱推荐

日期	晚餐搭配
周一	杂粮粥 + 素炒莴笋 + 凉拌绿豆芽
周二	小米粥 + 清炒茼蒿 + 凉拌双耳
周三	燕麦粥 + 清蒸茄子 + 凉拌莜麦菜
周四	玉米面粥 + 凉拌土豆丝 + 蚝油生菜
周五	五谷米糊 + 麻酱拌豇豆 + 芹菜香干
周六	大米绿豆粥 + 凉拌五彩鸡丝（黄瓜 + 胡萝卜 + 木耳 + 土豆 + 鸡胸肉）
周日	八宝粥 + 凉拌番茄 + 清炒芦笋

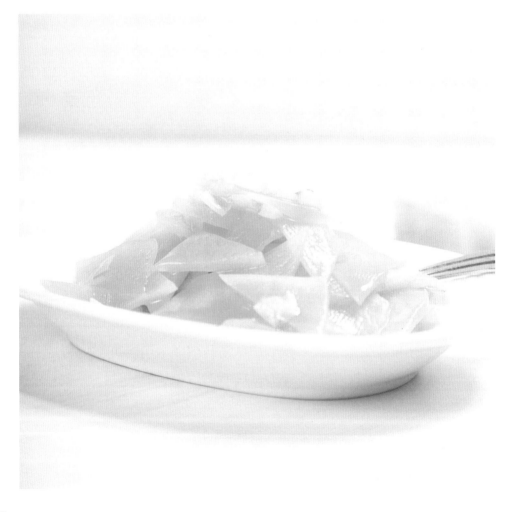

鸿懿主任重点说：
为什么高血压会变得"难治"

高血压作为一种常见的慢性病，为什么会变得难治呢？我总结了一下门诊中收集到的信息，大致有以下几个原因：

假性血压升高

即血压原本不高，但由于测量时姿势不正确，或绑袖带大小不合适，或是放气速度太快等，导致测量结果不准确，从而误认为是难治性高血压，这种情况就属于假性血压升高。还有一些患者，一见到穿白大褂的医生就紧张，血压就升高，但在家测量血压就正常，这种情况也属于假性血压升高。大家可结合家庭自测血压、动态血压监测等方式排除此类因素。

未改变不良生活方式或改变失败

不良的生活方式，比如高盐摄入、三餐不规律、吸烟、饮酒、熬夜等都会影响血压的稳定，降低降压药物的疗效。如果患者在确诊高血压后，还不注意改变自己不良的生活习惯，那么，即使遵医嘱服用了足量的降压药物，也可能导致血压的控制情况无法达到预期。

降压治疗方案不合理

患者具有个体化的差异，一个联合用药的处方对这个患者有效，副作用小，但对另一个患者可能就没有明显的降压效果，甚至会出现明显的不良反应。所以，很明显，这种联合用药的方案对后者就是不合理的，需要调整，这也是难治性高血压比较难治的一个重要原因。

依从性差

患者没有完全遵医嘱用药，自行调整了药物的种类、次数或剂量，由此使得血压总是控制不稳定。

药物干扰降压作用

口服避孕药、类固醇药物、可卡因、甘草、麻黄类药物等，会对降压药的疗效产生干扰，是血压控制不佳的一个潜在影响因素。

继发性高血压

肾实质病变、肾动脉狭窄、睡眠呼吸暂停低通气综合征、原发性醛固酮增多症、嗜铬细胞瘤、库欣综合征、糖尿病、颅内肿瘤等疾病都会导致血压升高。

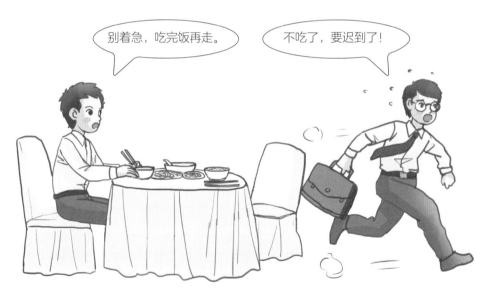

三餐不规律会影响血压稳定

第四章

20:00~23:00
血压逐渐降低时要怎么做

到了 20:00 以后，血压又会开始逐渐下降。血压下降，则血流缓慢，容易出现脑供血不足，使人出现头晕目眩等症状。在这段时间里，高血压患者要吃好晚饭，做好晚间的保养和睡前准备，争取尽快入睡，保证良好的睡眠，这样才能减少血压波动。

做好晚间保养

吃过了晚饭，离睡觉还有一段时间，在这段时间里，高血压患者要怎么做才能避免血压波动呢？

夜间血压明显升高患者此时可遵医嘱服药

有部分高血压患者的血压波动规律与常人相反，一到晚上血压就高，如果是这种情况，且现在每天服用一片降压药，则可以遵医嘱在此时加服一片比较缓和的降压药。但要注意监测血压，晚上血压不能过低，以免脑供血不足。

饭后半小时散散步助消化

有些人累了一天了，吃完晚饭后就立即躺沙发上了。还有些人吃完晚饭就继续学习或工作，或者出去运动了。这样都不好。

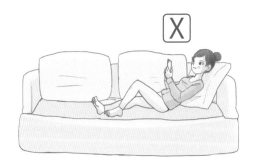

立即躺下

会使胃肠受压，减缓胃肠蠕动，妨碍消化。

立即投入学习或工作

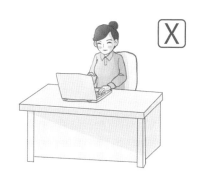

饭后全身的血液多集中在胃肠，若此时立即学习或投入工作，血液就会过多地供应大脑，从而影响胃肠的供给，不利于食物的消化吸收。

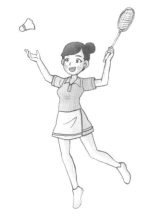

马上进行剧烈运动

会对胃肠机能产生不良的影响，甚至会引起消化不良和慢性肠胃病。

饭后半小时散散步

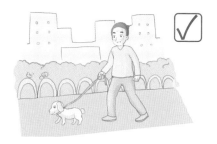

饭后先安静地坐半小时，然后缓行散散步，或出去遛遛狗，最有利于胃肠的消化吸收和血压稳定。

娱乐有节制，不可过劳或太兴奋

大多数人晚饭后都是比较放松的，此时可以进行一些娱乐活动，比如下棋、打牌、看电视等。对于高血压患者来说，需要注意以下几点：

1.娱乐时间有节制，一般以1~2小时为宜。

2.不要看内容过于刺激、易兴奋的电视节目，否则会影响睡眠。

3.在娱乐过程中，注意控制情绪，不要计较输赢，也不可过于认真或激动，否则会导致血压升高。

想吃夜宵的高血压患者怎么吃才健康

把握好吃夜宵的四个原则

○ **速度** ○

专心吃，不要边吃边玩或聊天，否则会越吃越久，越吃越多

○ **食物** ○

夜宵食物一定要清淡、少油、少盐、少糖，容易消化

○ **时间** ○

夜宵尽量在睡前2小时食用，不要太晚，如果是18:00多吃饭，22:00睡觉，那就不要吃夜宵了

○ **食量** ○

离睡觉的时间越近，夜宵要吃得越少。一般情况下，夜宵的量不要超过正餐量的50%

夜宵可以吃些什么

首选：牛奶、酸奶、豆浆等，蛋白质含量高且有安神作用，消化速度又快，一般半小时左右就可以被身体排空。

次选：主食，如全麦面包、馒头、苏打饼干、米粥、煮玉米等，富含碳水化合物，吸收速度快，能很快缓解饥饿感，且2小时左右就能被身体消化吸收。

三选：水果或黄瓜、番茄等能生吃的蔬菜，富含膳食纤维、维生素、矿物质，补充能量快，消化速度也快，不会对身体造成负担。

夜宵食物黑名单

X 方便面、奶油面包、炒饭、肉制品等含油脂较高的食物。

X 油炸、烧烤、煎制食品，如炸花生米、烤羊肉串等，不容易消化。

X 咖啡、浓茶、酒等饮品，会刺激交感神经，影响睡眠和血压稳定。

X 腌制食物，含盐量高，对血压稳定不利。

👨‍⚕️ **鸿懿主任提醒**

对于血压控制不好的高血压患者，尤其肥胖患者，不建议吃夜宵。

争取睡个好觉

夜间失眠会导致高血压的发生，所以，高血压患者一定要争取有个好睡眠，避免夜间出现意外。

▎正确洗澡，避免发生意外

睡觉之前肯定是要洗漱的，前面说过了，高血压患者一定要用温水刷牙、洗脸，此外，洗澡也一定要特别注意，因为有不少高血压患者就是在洗澡时发生意外的。

空腹或饭后都不要立即洗澡

空腹洗澡容易发生低血糖，导致头晕，甚至晕厥、摔倒。饭后也不要立即洗澡，因为洗澡时，皮肤血管扩张，大量血液流向体表，易造成心脑缺血；同时消化道的血流量也会相对减少，影响消化。

酒后不要立即洗澡

饮酒会导致血管扩张，而洗澡会使血管进一步扩张，引起血压下降，发生危险。所以喝酒之后千万不要马上去洗澡，等醒酒后再去。

洗澡的水温要适宜

洗澡水的温度比体温高一些即可，过冷或过热都不行。比如冷水会刺激外周血管收缩，导致血压升高，如果患者动脉硬化比较严重，还可能会导致脑出血；而热水则会使外周血管扩张，引起血压下降，容易诱发心肌梗死、脑卒中等意外。

浴室温度要适宜

如果是冬天洗澡的话，一定要先用浴霸或取暖器把浴室烘热，然后再洗。否则浴室温度太低的话，很容易造成洗澡前后的冷热交替刺激，引起血压骤升骤降，波动过大。

少泡澡，最好淋浴

累了一天了，晚上泡泡澡，可以舒缓自律神经，缓解疲劳，促进睡眠。可对于高血压患者来说，还是尽量少泡澡，因为泡澡会引起血管扩张，导致血压偏低，尤其是刚吃过降压药的高血压患者，可能会导致血压快速下降，使脑供血不足，甚至晕倒，诱发脑卒中。还有的患者可能会在泡澡时睡着了，这就更危险了。所以，高血压患者最好是采用淋浴的方式。

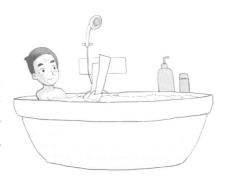

 鸿懿主任提醒

　　高血压患者如果喜欢泡澡，也不是不可以，但在泡澡之前最好先量量血压，如果血压正常，就可以泡一会儿，但是水不要过热，时间也不能太久，最好控制在半小时以内。

注意安全防跌倒

洗澡时，浴室地板是比较滑的，为了防止老年人滑倒，最好给地板做防滑处理，比如铺上PVC脚垫或者防滑瓷砖等。也可以在浴室放一把椅子，让老年人坐在椅子上洗澡。

 鸿懿主任提醒

　　老年高血压患者洗澡时最好不要锁门，一旦发生危险，方便及时寻求帮助。

高血压患者能泡脚吗

高血压患者是可以泡脚的，不过泡脚时有一些注意事项：

【水温】泡脚的水温一般以40~45℃为宜，不可过高。

【水量】泡脚时的水量以没过小腿为宜。

【时间】每次泡脚的时间以15~20分钟为宜，微微出汗即可。

如果水温过高或泡脚时间过长，可能会导致泡脚过程中出汗过多，引起心慌、头晕等不适。一旦出现不适，应立即停止，不必追求时间长短。

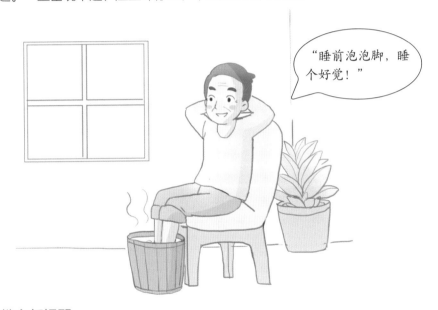

"睡前泡泡脚，睡个好觉！"

 鸿懿主任提醒

　　这三类患者不建议热水泡脚：

　　1.高血压合并糖尿病的患者：这类患者容易出现周围神经病变，所以对温度的感觉比较迟钝，烫伤了可能都不知道，而且烫伤了也不容易愈合，甚至出现无菌性的溃疡。如果要泡的话，最好由家属协助测试水温。

　　2.有静脉曲张的高血压患者：泡脚时会引起血管扩张，足部会充血，而静脉曲张的病人静脉回流差，容易出现脚部胀痛的感觉。如果要泡的话，建议泡完以后平躺，并且把脚抬高，高于心脏，这样的姿势睡一会有助于静脉回流。

　　3.高血压合并严重心脏病的患者：泡脚会引起血管扩张，使血压下降，增加心脏负担。

按时上床不熬夜

要想稳定夜间血压，还有一点很关键，就是到点儿要上床睡觉，尽量不要熬夜。因为熬夜会造成交感神经兴奋和血管收缩，从而导致血压水平升高。如果长期熬夜，使血压总是处于波动的状态，还会对心、脑、肾等器官造成损害。另外，熬夜后第二天白天精神状态也会比较差，同样会影响白天的血压稳定。

所以，建议高血压人群要保持规律的作息时间，最好在晚上22:00~22:30上床就寝，老年人可以在晚上9:30以前上床就寝，半小时或1小时后进入深度睡眠。也就是说，要保证午夜12点~凌晨3点这段时间处于深度睡眠状态，这样才能使身体的各个器官得到很好的休息，保证第二天能够精神百倍。

 鸿懿主任提醒

什么是深度睡眠呢？国际睡眠医学学会将睡眠分为五个不同的阶段，共同组成一个睡眠周期：

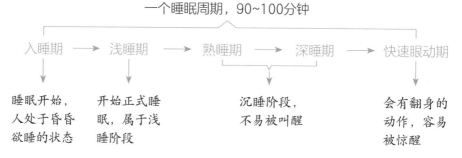

一夜有4~5个睡眠周期，只有充分进行好了这4~5个周期的睡眠，人体的生理机能才能得到充分修复，对维持血压稳定也是有利的。

高血压患者过性生活有危险吗

性生活相当于一项中等强度的体力活动，而且过程中精神兴奋，呼吸、心跳都会加速，血压也会随之升高。所以，对高血压患者来说，能不能进行性生活，关键要看血压的控制情况。

高血压程度	性生活频率
轻度高血压，且血压稳定	可与正常人一样过性生活，以每周 1~2 次为宜
中度高血压，伴有轻度心、脑、肾合并症，用药后血压控制平稳	可在坚持服药的前提下，有节制地过性生活，一般以每 1~2 周 1 次为宜
重度高血压，血压控制不佳，或伴有明显的头痛、胸闷、心肾功能减退等	应暂停性生活，以避免诱发严重的心、脑血管意外

 鸿懿主任提醒

高血压患者在进行性生活时要特别注意以下几点：

1.在情绪激动、饱餐、饥饿、饮酒、疲劳等情况下，应避免进行性生活。

2.在性生活过程中，要避免动作过于激烈。

3.如果出现头晕、头痛、胸闷、心慌等不适症状，要立即停止，平静地躺下，同时监测血压，如果血压过高可服一次硝苯地平（5毫克）；如果服药后血压还不能降下来，需立即就医。

怎样保证睡眠质量

很多人可能都会有这种情况，晚上睡眠时间不少，但睡不踏实，第二天醒来还是很疲倦，精神也不好，这就是睡眠质量低所致，这对维持血压稳定是很不利的。那么，怎么才能保证睡眠质量呢？一起来看一下吧。

高血压患者每天应睡多长时间

对一般高血压患者来说，每天应保证7小时左右的睡眠时间，但每个人的睡眠质量不同，所以可以进行适度的调整。

高血压患者适合哪种睡姿

√ 右侧卧：这种睡姿既不会压迫心脏，能使身体得到充分地放松，还不会影响胃肠道的消化吸收。

✕ 左侧卧、俯卧或仰卧：左侧卧可能会压迫到心脏，影响血液循环；俯卧或仰卧可能会压迫气道，使气道受阻，影响呼吸。

高血压患者可以吃保健食品或中药来改善睡眠吗

高血压患者应该慎用保健品，如果睡眠不好、失眠，可遵医嘱吃一些有助于改善睡眠的保健品或中药，但是，切记，保健品不能代替降压药物。

 鸿懿主任提醒

睡醒后，只要符合以下五条标准，就说明睡眠是充足的，睡眠质量也不错。

1.早上不需要闹钟，就能自然醒来。

2.三餐都吃得津津有味，食欲好，吃饱后也不犯困。

3.白天精神好，工作、学习、活动时精力充沛，效率高。

4.白天心情好，不乱发脾气，不烦躁，能控制自己的情绪。

5.脑袋灵活不迟钝，注意力集中，记忆力、理解力强，表述清楚。

失眠了怎么办

经常失眠的人，高血压的发病率显著高于正常人。我的患者中，因失眠导致血压升高的情况不少，比如有的患者平时血压控制得很好，因为工作忙，连续熬夜，血压突然就升高了，单纯地加大药物剂量和种类效果也不明显，但调整了作息，改善了睡眠后，血压就又能达标了。所以，积极改变睡眠习惯，提高睡眠质量，有助于避免高血压的发生。

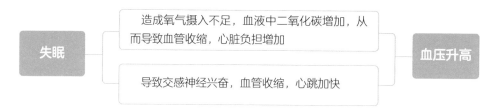

神经衰弱的高血压患者可用三七花、玫瑰花代茶饮

神经衰弱的人精神易兴奋，情绪焦躁，所以通常都会有睡眠障碍，主要是入睡困难、多梦、醒后感到不解乏，容易疲劳，这种状态极容易引起血压波动。

这类高血压患者可以用三七花和玫瑰花煮水喝。三七花中皂苷成分对中枢神经系统有抑制作用，能镇静、安神；玫瑰花的香气则有镇静情绪的作用。

三七玫瑰茶

配方：三七花10克，玫瑰花10克

做法：将二者放入锅中水煎，或者放入保温杯中，用沸水冲泡

用法：每天1剂，代茶饮

降压药枕真的能改善失眠降血压吗

目前，市面上有一些降压药枕，就是将一些具有降压作用、安神作用的中药材装入枕芯中，每晚枕着这样的枕头睡觉，用来改善失眠，降血压。有患者问我降压药枕有效的？中药材在改善血压升高引起的头晕、耳鸣、失眠等方面，确有一定的辅助治疗效果。但是，还是要提醒大家，即使药枕有效，也不能因为自我感觉良好就把降压药停了，降压枕只能辅助降压，而不能代替降压药。高血压患者可以在服用降压药的同时，辅助用降压枕，这样对稳定血压会有所帮助。

严重者可在医生指导下服用安眠药物

我个人不提倡高血压患者过于积极地使用安眠类药物。但是，如果患者血压比较平稳，但失眠很严重，每晚过了12点还睡不着，早上很早就又醒了，睡眠质量很差，严重影响了白天的活动，经过生活调理，效果不佳，那可以在医生指导下服用镇静安眠药物，但必须遵医嘱服用，避免过量。

 鸿懿主任提醒

这两类患者，需慎服安眠药物：

1.血压不稳定的患者，尤其是高压在160~180毫米汞柱的时候，往往会对睡眠产生影响，患者会感觉头皮跳、有波动感和头疼，对于此类患者，不提倡先用镇静的或者安眠的药物，而是应该先把患者的血压控制在正常范围，如果仍然有失眠的症状，再到神经科或者睡眠科咨询，在专业医生指导下，服用适量的安眠药。

2.伴有睡眠呼吸暂停低通气综合征的高血压患者，也不能服用安眠药物，以免抑制中枢神经，加重病情，造成危险。

鸿懿主任重点说：
难治性高血压如何检查和确诊

如果血压一直无法得到有效地控制，心、脑、肾等靶器官的损害就会日益严重，发生心脑血管意外的概率也大大增加。所以，如果患者的血压总是控制不好，就要怀疑可能是难治性高血压，一定要尽快到医院检查、确诊、治疗。

医生在诊断难治性高血压的时候，首先要排除假性难治性高血压，如果血压依然控制不理想，那么就会建议患者进行24小时动态血压监测，并结合正确的家庭血压自测，以获得真实的血压记录。另外，还需要进行一些相关的检查，以便医生对患者的情况进行全面的评估和诊断，这样才能最终确诊，并使下一步的治疗更科学、更有效。

检查项目	目的
血清离子化验	明确患者是否存在低血钾或者是高血钠，从而从侧面评估出患者平日里是否是高盐饮食，以及是否存在有原发性醛固酮增多症的迹象
肾血管彩超、肾上腺 CT	进一步排除患者血压顽固性升高，是否是由于肾血管狭窄或者是肾上腺占位所导致的
肾功能 尿常规	相对而言，肾功能不全的患者血压常常很难达标，此项检查也可评价难治性高血压对肾脏的损害程度
空腹血糖	明确是否合并糖尿病、糖尿病前期、代谢综合征等，因为血糖控制不佳的患者，往往血压也很难达标
颅脑 CT 或颅脑核磁	排除颅脑肿瘤，因为头部占位的患者也有可能导致血压顽固性升高
心脏超声	检测患者心脏形态和功能有无改变，评价高血压对心脏的损害程度
血管超声	明确血管中血流的方向、速度，血管内有无血栓、斑块、狭窄、闭塞样改变，有无血管畸形、动脉瘤、夹层、动静脉瘘等，判断高血压对患者动脉血管的损害程度

第五章

23:00~ 次日 6:00
血压进入低谷期，重点防血栓

23:00以后，血压还在继续下降，一直到2:00~3:00降至最低，也就是"谷值"。在这一时段，大多数人基本都处于深度睡眠状态，大脑皮质处于一种抑制状态，人体的代谢率下降，心跳减慢，血流速度也减慢，血压也下降。此时对高血压患者来说，最容易出现的就是血栓，所以，预防脑梗死、心肌梗死是重点。

夜间高血压危害大，要重视

正常人24小时的血压波动曲线都是呈"两峰一谷"的形态，即清晨血压升高，晚上血压降低，到凌晨时血压再次上升，像一个长柄勺的形状，所以叫"勺型血压"。大约80%高血压患者的血压都是这样波动的。

但也有一部分患者，夜间血压没有下降或下降幅度小，这种就属于夜间高血压，也叫"非勺型血压"，它比日间高血压的危害更大，心脑血管意外的发生率更高，更需要重视起来。

如何判定夜间高血压

要诊断夜间高血压，需要进行24小时动态血压监测，然后根据监测结果进行判定。如果在夜间22:00到次日凌晨6:00的这段时间内，患者的血压波动呈现以下两种状态之一，即可判定为夜间高血压：

- 患者的血压均值与日间血压均值相差＜10%。
- 收缩压均值＞125毫米汞柱，舒张压均值＞75毫米汞柱。

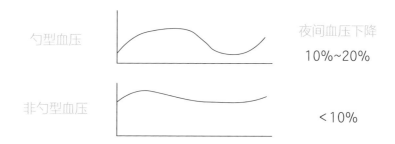

勺型血压　　　　　　　　　　　　　　　　夜间血压下降
　　　　　　　　　　　　　　　　　　　　10%~20%

非勺型血压　　　　　　　　　　　　　　　＜10%

哪些高血压患者容易出现夜间高血压

夜间血压升高常受很多因素的影响，比如吃盐多、吸烟、肥胖、失眠、阵发性睡眠呼吸暂停低通气综合征，合并糖尿病、心肌梗死、脑卒中等，以及肾性高血压、嗜铬细胞瘤等疾病。所以，有这些问题的高血压患者都是夜间高血压的高发人群，并容易发生心脑血管意外，甚至猝死。

夜间高血压患者如何治疗和用药

临床上，对于夜间高血压的治疗，主要包括非药物治疗和药物治疗两方面。

非药物治疗

主要是去除那些影响夜间血压升高的因素。

因素	调治对策
吃盐多	要注意控盐，尤其是晚餐要吃得清淡
吸烟	要彻底戒烟
肥胖	要积极减重，把体重控制在正常范围内
失眠	要找到失眠的原因，不要熬夜，保持情绪稳定，提高睡眠质量
睡眠呼吸暂停低通气综合征	要纠正呼吸道异常，可在夜间睡眠时使用家用无创呼吸机，进行持续正压气道通气，使气道保持通畅
合并糖尿病	要注意饮食，控制好血糖
合并心、脑、肾病	积极配合医生治疗，注意调整生活方式，避免复发
继发性高血压	要积极治疗原发疾病

药物治疗

夜间高血压的药物治疗也包括两方面：

一方面：是针对那些有合并症、继发性高血压的患者，配合医生用药，比如有心脑血管疾病，特别是放了支架的高血压患者，需要常年服用阿司匹林，以防止生成血栓。

另一方面：是降压药物的调整。夜间高血压患者建议使用长效降压药，每天吃一次。如果白天吃效果不好，可以考虑把服药时间由清晨起改为睡前。但具体选择哪类降压药，要看个人的具体情况，比如合并糖尿病、蛋白尿的患者，可选择"普利"类和"沙坦"类的降压药；对那些血管僵硬度高的患者，可选择"地平"类的降压药；对于那些交感神经兴奋心率快的患者，可选择美托洛尔这一类的β受体阻滞剂。

 鸿懿主任提醒

夜间高血压危害大，药物选择也有讲究，大家在发现夜间高血压之后，一定要在专业医生的指导下进行治疗，切忌自行调整用药。

夜间低血压性高血压患者要注意什么

还有一部分高血压患者，特别是老年收缩期高血压，白天血压升高，到了夜间，血压下降很明显，比白天血压低20%还多，动态血压曲线呈"深勺型"，这种血压类型就称为夜间低血压性高血压，也叫"超勺型血压"。

这种血压类型主要与血压调节异常、血压节律改变有关，很容易导致脑供血不足导致脑梗死发生。所以，一旦发现夜间血压超低时，就必须立即就医治疗。

服药时，需注意：

● 睡前不能服用降压药，以免血压更低，带来危险。

● 可将每天口服1次的长效降压药，改为口服2次中效降压药，分别在晨起、午后服用。

打呼噜或睡眠呼吸暂停低通气综合征的高血压患者要注意什么

有些高血压患者在睡觉时打呼噜很严重，还有一些甚至会出现呼吸暂停的现象。这两类患者都属于睡眠呼吸障碍，容易造成夜间血压升高，必须要引起重视。

打呼噜或睡眠呼吸暂停低通气综合征是如何影响血压的

我们要先弄清楚打呼噜和呼吸暂停是怎么产生的：

正常情况下，气道是通畅的，气体依次通过鼻腔、咽腔、喉腔，然后进入气管、支气管、肺，所以睡眠时呼吸是没有很大声音的。

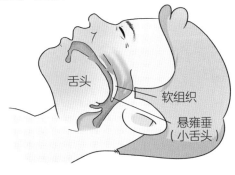

当因为一些原因，比如肥胖、扁桃体肥大、鼻息肉、腺样体肥大及下颌缩细等，使气道变窄，气流不能顺利地通过气道时，我们就需要用力地呼吸，气流加快，在受阻处形成涡流，冲击上气道的软组织产生振动，发出的声音就是打呼噜了。

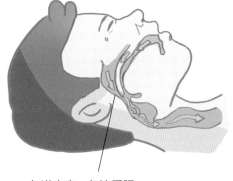

气道变窄，气流受限

如果气道的软组织进一步松弛，把气道完全堵住了，气流无法进入肺部，就会导致呼吸暂停，进而引起一系列的症状，这就是睡眠呼吸暂停低通气综合征。

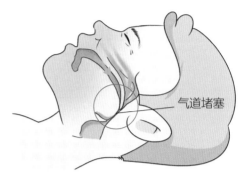

气道堵塞

呼吸暂停造成的结果就是：新鲜的氧气不能进入体内，身体代谢产生的二氧化碳也不能排出体外，在身体里面潴留时间长，从而使得血管、大脑等处于缺氧的状态，进而引起血压升高。有数据显示，50%~80%呼吸暂停的人会发生高血压，而在高血压患者中也有30%的人有呼吸暂停的现象。

有哪些表现要考虑存在夜间睡眠呼吸暂停低通气综合征

打呼噜	患者在睡眠中会打呼噜，而且声音特别响亮，嘴巴大张，偶尔呼吸和呼噜声都会停止，过几秒甚至几十秒后，会突然响起一声很大的呼噜声，然后继续打呼噜，过一会儿又发生刚才的憋气现象，即"呼噜声—气流停止—喘气—呼噜声"交替出现
睡眠浅	患者睡得不踏实，常辗转反侧、踢腿，但自己并不知道。这就是因呼吸暂停憋气造成的，有时候会被憋醒，大口喘息，憋醒的时候往往会有胸口被石头压着或者是被卡住喉咙的感觉，睡眠质量很差
白天疲劳、嗜睡	因为晚上睡不好，所以第二天睡醒后仍感觉疲劳、困倦、没精神，总想睡觉，学习或工作的时候注意力不集中，记忆力减退，反应也比较迟钝，学习和工作效率下降
其他症状	患者还可能出现夜尿增多，晨起后头痛、口干、咽痛，易怒、焦虑或抑郁等症状，还可能合并有糖尿病、冠心病、脑卒中等

怎么诊断夜间睡眠呼吸暂停低通气综合征

睡眠呼吸暂停低通气综合征的诊断主要有两点：

1.每晚7小时睡眠过程中，呼吸暂停及低通气反复发作30次以上。

2.呼吸暂停低通气指数（AHI）≥5次/小时，并伴有临床症状。

睡眠呼吸暂停低通气综合征病情轻重分级表

病情分级	每小时睡眠呼吸暂停次数	最低血氧饱和度
轻度	5~15 次	85%~90%
中度	15~30 次	80%~85%
重度	≥ 30 次	≤ 80%

 鸿懿主任提醒

　　低通气指的是睡眠过程中口鼻呼吸气流强度较基础水平下降50%以上，并且血氧饱和度的系数水平下降4%。而睡眠呼吸暂停低通气指数就是指每小时睡眠时间的呼吸暂停加上低通气的次数，常用来衡量患者睡眠呼吸暂停低通气综合征的病情严重程度。

存在夜间睡眠呼吸暂停低通气综合征的高血压患者使用哪些降压药物更合适

这类患者在选择降压药物时，可遵循以下几个原则：

1.首先要考虑24小时长效降压药。

2.对夜间血压增高的患者，可在睡前遵医嘱服用一次"普利"类或"沙坦"类的降压药，这两类药物都属于肾素-血管紧张素系统抑制剂，不仅能够明显降低血压，还可有效改善患者打呼噜和呼吸暂停的现象。

3.合并血脂、血糖异常的患者，不能服用利尿剂。

4.避免使用具有中枢镇静作用的降压药物，如0号、可乐定等，以免加重呼吸暂停。

5.避免服用"洛尔"类降压药，以免引起心动过缓，甚至心脏停搏。

睡眠呼吸暂停低通气综合征的高血压患者应注意什么

1.一定要重视血压监测，必要时去医院就诊，进行24小时动态血压监测检查，了解夜间包括清晨血压的情况；严格遵医嘱用药。

2.尽快到医院做一次睡眠监测，评估病情严重程度，然后再决定治疗方案。

3.如果是肥胖患者，则建议积极减重，以减轻口咽部、颈部脂肪增加对气道造成的压迫。

4.在睡眠时，采用右侧卧位睡姿，如果发生了呼吸暂停，家属可让其翻身，侧睡，可暂时缓解呼吸暂停症状。

5.睡前不吸烟，不喝酒，以免加重呼吸道症状。

6.如果呼吸暂停比较严重，可准备一台家用呼吸机，在睡眠时进行鼻腔连续正压气道通气，可保证睡眠质量，避免发生意外。

7.失眠的患者，尽量不要服用镇静安眠的药物，以免加重对呼吸中枢调节的抑制。

8.可多吃些能帮助改善睡眠质量的食物，如牛奶、小米、核桃、大枣等。

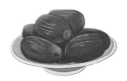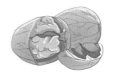

9.可经常锻炼口腔里的肌肉，比如做卷舌、吞咽的动作，或睡前练习普通话的字母发音等，以避免肌肉松弛，加重病情。

高血压患者夜醒后的注意事项

很多人夜间睡眠时都会半夜醒来一两次，此时也是一天中血压最低的时候，需要注意些什么呢？

半夜醒来，可适当喝些温开水

睡了一段时间，身体已经消耗了一定的水分，血压又处于低谷，血液流速慢，容易发生血栓，所以，建议高血压患者半夜醒来时喝些温开水，补充水分，防止血液黏稠。为了方便，可以睡前就在床头放个保温杯，兑好温水，这样不用下床就能喝到温水了。

夜间上厕所应注意什么

1.不要突然坐起来，应和早上起床一样，做好"三个半分钟"，让身体逐渐适应体位的变化。

2.如果是在冬天，室温较低，出被窝时要披上厚衣服，厕所里最好放置一个小型暖气，马桶圈上套上马桶垫，避免突然的寒冷刺激。

3.坐便不蹲便，上完厕所不要立即起身；还可以在马桶周围安装把手，便于起坐。

4.如果起床不便，也可以在床边放置便盆，这样更安全一些。

如果觉得有些头晕应该保持不动缓一缓，不适症状消失后再缓慢走出卫生间。

夜间尿多、尿频、有泡沫是肾不好

    肾脏是高血压的靶器官之一，如果血压控制不稳定，肾脏受到损害的话，往往就会通过排尿异常来表现出来。为什么呢？因为肾脏是掌管人体排尿的器官，它就像一个过滤网，全身的血液流过肾脏时都要经过这个过滤网的过滤，留下对人体有用的物质，比如血细胞、脂肪、蛋白质、维生素、矿物质等，而那些人体代谢的废物都会形成尿液，排进膀胱，最后随小便排出体外。当血压升高时，肾脏血管受损，就会影响肾的过滤、重吸收作用，有用的物质也进入了尿液，表现出来就是排尿异常。

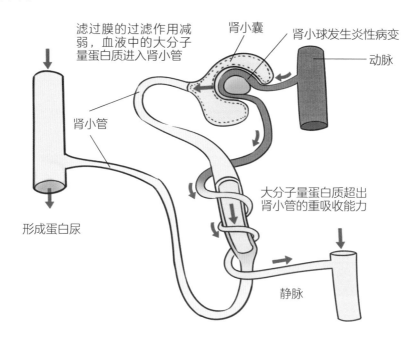

    所以，建议高血压患者平时注意观察自己的排尿情况，如有下列异常表现，则表明已经出现了肾脏损害，需立即就医检查。

观察重点	正常情况	肾损害的征兆
夜间尿量	正常成年人每次尿量在 300~500 毫升，每天的尿量在 1000~2000 毫升，夜间尿量大约是白天的 1/4	夜间尿量超过 500 毫升
夜间排尿次数	一般人夜间排尿次数为 0~1 次	突然出现夜间多尿的症状，每晚起夜两三次，甚至五六次
尿液中是否有泡沫	无	小便中泡沫增加，并且长久不消失

 鸿懿主任提醒

当尿液中有很少量的蛋白时并不会有泡沫，泡沫越多，说明蛋白数量较多，预示肾脏受损已经到了一定程度。因此，建议高血压患者定期进行尿微量白蛋白检查，对早期发现肾损害有很重要的意义。

夜间起夜的时候应该测量血压吗

对普通高血压患者来说，在晨起排尿后、早餐和服用降压药之前测量血压就可以了。但如果患者夜间血压比白天血压没有明显下降，甚至还更高，则测量夜间血压也是很有必要的，可以掌握夜间血压波动的情况，及时调整药物剂量，避免发生危险。

夜间定时测量血压正确吗

患者夜间要保证良好的睡眠，定时测量血压比白天要困难，所以一般的高血压患者不必在夜间定时测量血压。如果是白大衣高血压、隐匿性高血压和夜间高血压，或者是正在服降压药，但是血压波动大、不达标的患者，需要夜间定时测量血压的话，可以佩戴动态血压监测仪，进行24小时动态血压的监测。

夜间血压突然升高怎么办

夜间本来应该是一天中血压最低的时候，如果血压突然升高，那给患者带来的危险会比白天血压升高的危险大得多，这时应该怎么办呢？

首先让患者迅速保持平卧状态或是端坐位，避免情绪激动和到处走动。

然后给患者测量血压，口服卡托普利（12.5毫克）或硝苯地平（5毫克），并监测患者的生命体征。

如果服用降压药后，血压降下来了，也没有更多不适，可在家继续观察。但如果出现以下情形，需立即送医或拨打120急救。

● 口服降压效果不好，血压降不下来。

● 患者伴有头痛、呕吐、视物不清等颅内压升高表现，可能是出现了脑血管意外，必须住院进一步检查治疗。

● 患者伴有胸痛、胸闷，程度剧烈，可能是急性心肌梗死，必须紧急送医以明确诊断，进行抢救。

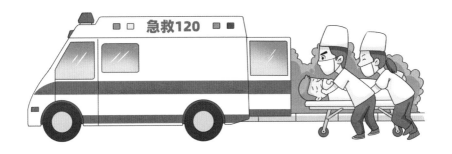

鸿懿主任重点说：
医患配合，难治性高血压也许并不难治

难治性高血压确实是临床治疗中一个比较棘手的问题，但是，大家也不要一听到自己患的是难治性高血压就紧张、焦虑，因为越是情绪不稳定，血压越是容易顽固性升高。所以，患者一定要放松心态，只要认真地配合医生来治疗，大部分的难治性高血压基本都会得到有效的控制。

目前，难治性高血压的治疗方法主要包括两方面。

矫正不良的生活方式

1.控制钠盐的摄入：患者每天盐的摄入量<5克，并尽量少用含钠盐的调味料，不吃高盐食物。

2.控制体重：患者可先计算自己的体重指数，判断一下自己的体重情况。此外，成年人腰围<90/85厘米（男/女）为正常，大于该数值则提示需要减肥。

3.合理膳食，均衡营养：控制高热量食物的摄入，尽量控制主食，坚持高纤维、低脂饮食，多食蔬菜、水果。

4.戒酒：酒精会导致血压升高，因此，建议难治性高血压患者不要饮酒。

5.增加活动：在身体条件允许的情况下，每周进行3~5次的有氧运动，对稳定血压有很大的帮助。

6.注意心理调节：不生气、不紧张、不焦虑，心态平和，精神放松，这样才能减少血压的波动。

合理使用降压药

停用干扰血压的药物

有些药物会干扰血压，导致血压波动，比如感冒药中带"麻"字的，像白加黑（美息伪麻片），就会升高血压。所以，首先要停用这些有干扰作用的药物，否则，用多少降压药也达不到理想的效果。如果必须使用，则应减至最低剂量。

正确使用利尿剂

利尿剂是高血压的一线用药，主要是通过排尿来排出高血压患者体内潴留的水钠，以达到降压的目的。但是，利尿的同时也会将钾、氯等电解质协同排出体外，所以很多应用利尿剂的患者都会出现低钠、低钾、低氯等电解质紊乱的情况。因此，患者除了需要严格遵照医嘱用药外，还必须注意复查电解质，一旦发现电解质紊乱，要及时给予纠正，以避免由于电解质紊乱导致的心律失常，甚至是心搏骤停。

注意合理地联合用药

在联合用药时，医生要根据患者的具体情况和耐受性，选择适合患者的降压药物；需要联合≥3种不同降压机制的药物，应尽量应用长效制剂或固定复方制剂，以减少给药次数和片数，同时有效控制夜间血压、晨峰血压以及清晨高血压，提供24小时的持续降压效果。

而患者呢，也要遵医嘱用药，并监测血压，如有不良反应要及时向医生反馈，以便及时调整用药，达到最大降压效果和最小的不良反应。

 鸿懿主任提醒

想要战胜难治性高血压，不仅需要专业医生的帮助，患者们也要付出努力，除了要改变自己的不良生活方式和坏习惯，保持一个健康的体重，还要好好配合医生，信任他们的医术。相信在医患双方的共同努力下，难治性高血压也会变得不再难治。

下 篇　高血压合并症及四季保健法

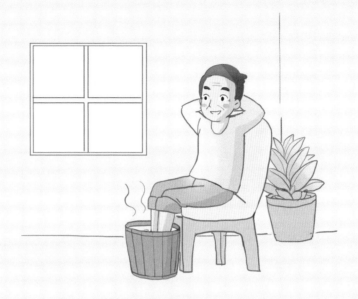

第六章

高血压合并症的日常调养法

　　高血压会造成全身各个器官的损害，导致心、脑、肾等多种脏器的合并症，这些合并症可让人残疾，甚至致命，高血压也因此被称为危害人类健康的"隐形杀手"。所以，有这些合并症的患者，尤其要控制好血压，避免加重病情。

高血压合并脑卒中

脑卒中，俗称脑中风，为突发性的急性脑血管病，临床上分为缺血性脑卒中（脑梗死）和出血性脑卒中（脑出血）两大类。脑卒中大多是由高血压导致的，所以，控制好血压对稳定病情、防止复发非常重要。

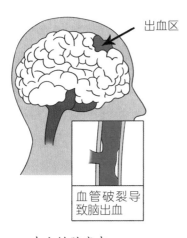

出血区

血管破裂导致脑出血

出血性脑卒中

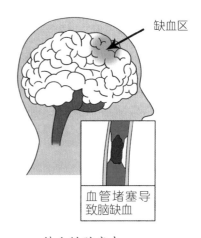

缺血区

血管堵塞导致脑缺血

缺血性脑卒中

出现哪些症状是脑卒中的前兆

通常，在脑卒中发病前，患者会出现一些前兆症状来给我们报警，如果能重视这些示警信号，及早采取措施，就有可能避免脑卒中的发作，减轻对身体的伤害。

前兆症状	具体表现
血压升高	血压突然升高，服用降压药物效果不佳
头痛	会突然感觉到头痛，且与平时头痛感觉不一样
眩晕	突然感觉头晕目眩，周围事物都在旋转，几秒钟后便恢复常态
麻木	突然感到一侧面部、一侧手脚麻木，有些患者会出现舌唇麻木
视力障碍	一侧或双眼突然短暂地视物不清，或短暂地眼前发黑，或眼前突然有飞过一只蚊子的感觉
语言障碍	突然说话吐字不清，不能流利表达，甚至讲话困难，或难以听懂别人的话
肢体活动障碍	突发一侧肢体无力或活动不灵，步态不稳或没有先兆的突然跌倒
意识障碍	突然出现短暂意识丧失，或者变得沉默寡言，或者急躁话多，或短暂智力衰退
乏力、嗜睡	突然感觉全身明显乏力，无原因地整天昏昏欲睡，哈欠不断

合并高同型半胱氨酸血症的高血压患者更易发生脑梗死

在门诊中，我经常会建议患者在抽血化验的时候，加上一项血同型半胱氨酸的检查。为什么呢？同型半胱氨酸是一种非蛋白质氨基酸，健康成人空腹血浆数值在5~15微摩尔/升，如果高于这个范围，就属于高同型半胱氨酸血症，会大大增加高血压患者脑卒中的风险。

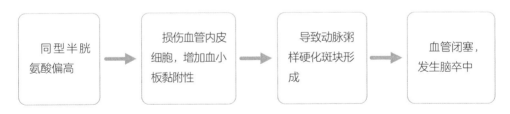

同型半胱氨酸偏高，主要是由于叶酸、维生素B_6、维生素B_{12}摄入不足所致，所以，当查出来同型半胱氨酸偏高时，可以通过补充叶酸或复合B族维生素来进行治疗，有助于降低同型半胱氨酸水平，预防脑卒中。

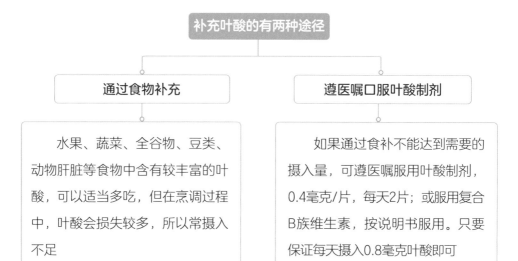

	补充叶酸的有两种途径	
通过食物补充		**遵医嘱口服叶酸制剂**
水果、蔬菜、全谷物、豆类、动物肝脏等食物中含有较丰富的叶酸，可以适当多吃，但在烹调过程中，叶酸会损失较多，所以常摄入不足		如果通过食补不能达到需要的摄入量，可遵医嘱服用叶酸制剂，0.4毫克/片，每天2片；或服用复合B族维生素，按说明书服用。只要保证每天摄入0.8毫克叶酸即可

脑卒中后什么时候开始降压？血压降到多少合适

高血压患者发生脑卒中的病情程度不一样，所以降压治疗的标准也有所不同。对此，《中国高血压防治指南（2018年修订版）》中给了明确的意见：

脑卒中类型	需启动降压治疗的血压	参考目标血压
脑卒中慢性期	血压≥ 140/90 毫米汞柱，口服降压药降压	< 140/90 毫米汞柱
急性出血性脑卒中	收缩压≥ 220 毫米汞柱时，通过静脉药物降压	160/90 毫米汞柱
急性缺血性脑卒中	收缩压≥ 180 毫米汞柱时，通过口服降压药降压	溶栓前血压应控制在< 180/110 毫米汞柱

高血压伴脑卒中的患者适合什么降压药

高血压伴脑卒中的患者通常都会有脑动脉硬化，所以在选择降压药物的时候，要把握三点原则：

1.最好选择能够保证全天24小时平稳降压的长效制剂。

2.选择服用方便，副作用小，不影响血脂、血糖、肝肾功能的降压药，比如常用的5类降压药。

3.首选"普利"类或"沙坦"类降压药，有利于减少脑血管病变，减少脑卒中患者再次卒中的风险。如果服用后降压效果不理想，则建议采用联合用药。具体如何搭配，需要医生根据患者的个体情况调整。

脑卒中类型	联合用药	作用
缺血性脑卒中	"普利"类或"沙坦"类降压药 + "地平"类降压药	"地平"类降压药能够扩张血管，使血压下降
出血性脑卒中	"普利"类或"沙坦"类降压药 + 利尿剂	出血性脑卒中在急性期血压不好控制，利尿剂降压作用缓和，尤其适用于老年患者

 鸿懿主任提醒

　　脑卒中患者血压波动较大的时候，切忌含服短效硝苯地平紧急降压，因为这种药物吸收迅速，血压下降过快、过低，对合并颅内外血管狭窄的患者有诱发卒中再发的风险。

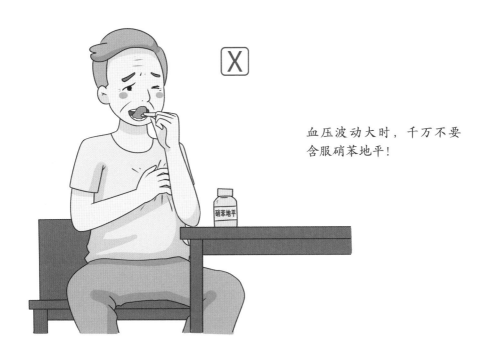

血压波动大时，千万不要含服硝苯地平！

高血压患者急性脑出血时如何控制血压

高血压患者在发生急性脑出血时，血压都是比较高的，但这时候不能盲目降血压，还要看患者的个体情况，比如年龄、发病情况、有无颅内压增高等。因为如果血压过高或者升得太快，会引起再次出血；但如果血压降得过低、过快，脑供血不足的话，又会引起脑缺血、脑梗死。所以，在保障脑供血的前提下，要根据患者血压升高的程度，来逐步、稳定地将血压向目标值靠近，以降低急性脑出血的复发率、死亡率。

患者发病时的血压情况	降压原则
收缩压 ≥ 200 毫米汞柱或舒张压 ≥ 110 毫米汞柱	在降低颅内压的同时给予降压药物，但一定要注意平稳降压，使血压逐渐下降到略高于脑出血前的水平；降压不可过快、过低，否则易使脑出血病灶扩大
收缩压 170~200 毫米汞柱或舒张压 100~110 毫米汞柱	可暂时不使用降压药，先降低颅内压，然后根据血压变化情况再决定是否使用降压药
收缩压 < 165 毫米汞柱或舒张压 < 95 毫米汞柱	不宜降压治疗，因为当颅内压降下来后，血压也会随之下降，如果颅内压降低后，血压仍不达标的话，可再使用降压药物

脑卒中恢复期、后遗症期如何控制血压

按病程，脑卒中通常分为三个阶段：

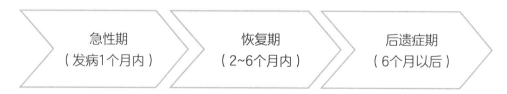

急性期（发病1个月内）　　恢复期（2~6个月内）　　后遗症期（6个月以后）

脑卒中急性期过后，如果患者的情况稳定，就应该开始规律地降压治疗，把恢复期和后遗症期的血压控制在理想范围内。但是，由于每个患者的年龄、病程、血压水平、靶器官损害程度、存在的合并症、药物反应、对心脑肾的影响等都不一样，所以，制订降压方案时一定要适合个人的具体情况。

降压目标

脑卒中患者在降压治疗后，如果没有明显不适，比如头晕、头痛、乏力等，就说明能够耐受目前的降压治疗，可继续将血压降至140/90毫米汞柱以下。如果患者同时患有糖尿病，舒张压应小于85毫米汞柱。

选择适宜的降压药物

患者情况	建议用药
无其他高血压危险因素或冠心病家族史	可使用"地平"类降压药，必要时联合"普利"类降压药和（或）利尿剂
合并糖尿病	首选"普利"类或"沙坦"类降压药＋"地平"类降压药（长效二氢吡啶类，如硝苯地平）；忌用利尿剂和β受体阻断剂，以免加重糖尿病
合并充血性心力衰竭、冠心病、心肌梗死	首选"普利"类降压药和β受体阻断剂，若降压效果不佳可加用利尿剂

做好血压监测

在脑卒中恢复期和后遗症期的高血压患者，一定要密切监测血压水平，每天在家里定时测血压，如果感觉不舒服，要马上测量。如果血压波动较大，可进行24小时动态血压监测，并及时调整用药。

 鸿懿主任提醒

在药物降压的同时，脑卒中患者还要注意调整饮食，控制体重，适当运动，血脂高者要服用他汀类药物，稳定血糖、血脂水平，这样有助于减少脑卒中的复发。

饮食会影响华法林的抗凝功效吗

有部分脑卒中患者需要服用华法林，来降低复发的风险。华法林是一种抗凝药，属于维生素K拮抗剂，所以富含维生素K的食物都会对华法林的药效产生影响。

会减弱华法林抗凝效果的食物

绿色蔬菜：如菠菜、生菜、西蓝花、带皮黄瓜、香菜、莴苣、韭菜、芹菜、甘蓝等。

水果：如梨、苹果、桃、柑橘等。

其他：如黄豆、番茄、土豆、海藻、人参、西洋参、酸奶酪、鱼肝油、动物肝脏、绿茶、菊花茶等。

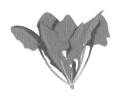 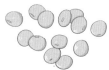

会增强华法林抗凝作用的食物

大蒜、生姜、花椒、胡萝卜、葡萄柚、芒果、木瓜、三文鱼、沙丁鱼等。

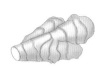

 鸿懿主任提醒

　　有的患者肯定会问：这么多食物都有影响，还能不能好好吃饭了？其实，这些食物并不是不能食用，只需要在服药期间，维持稳定摄入就可以了，不要在短时间内突然大量食用某种食物，比如今天想吃菠菜，就一下吃了一大盘；刚买的苹果很好吃，一次就吃了两个，这样都是不可取的。总之，规律饮食，平衡营养，饮食结构合理，华法林的抗凝效果才能稳定。

脑卒中后，如何安排膳食营养

脑卒中后，合理的饮食营养对促进康复，防止复发有重要意义。那应该怎么吃呢？

脑卒中后的饮食调养原则

1.急性期能经口进食的患者：可提供半流食，以低盐、低脂、高维生素、高膳食纤维为原则，不能给患者吃容易胀气的食物，如大豆及其制品、红薯、南瓜、萝卜等，以防止腹胀、呕吐。

2.恢复期和后遗症期能自己进食、活动的患者：饮食宜清淡、多样，合理搭配，营养丰富，易消化，进食有节制，避免过饱；饮食要注意色、香、味，并采用蒸、煮、炖、汆、拌等烹调方法；多吃薯类及粗粮，不宜长期吃过于精制的食物；多选择优质蛋白丰富的牛奶、鸡蛋、鱼和瘦肉等；多选择新鲜深色蔬果。

3.脑卒中后不能自主咀嚼、吞咽困难的患者：要注意预防营养不良，坚持低盐、低脂、低胆固醇、低糖饮食，在制作时要软、烂、细，必要时可做成泥状、糊状；吞咽困难者可将食物打成浆状，用鼻饲管定时定量推注；可使用酸奶、乳酸菌制剂，也可以食用大豆低聚糖、魔芋制品等，以保持大便通畅。

4.多吃富含维生素C、钙、镁、钾、碘等营养素的食物，如圆白菜、西蓝花、番茄、芹菜、猕猴桃、牛奶、芝麻、海带、紫菜、虾米等，都对血管有保护作用。

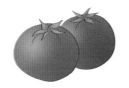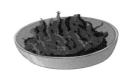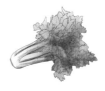

5.坚持低盐（每天控制在3~5克）、低脂、低胆固醇、低糖饮食，可适当滋补。

6.忌食高盐、高糖、高脂、高胆固醇及一切辛辣刺激性食物，如咸鱼、腊肉、酱菜、动物内脏、动物油、鱼子、贝类、甜点、酒、咖啡、浓茶、辣椒、油条等。

7.及时补充水分，但要注意少量多次，可防止血液浓缩和黏稠，预防脑血栓形成。

早餐推荐食谱——**全麦面包鸡蛋三明治**

材料：全麦吐司面包3片，鸡蛋1个，黄瓜半根，生菜叶2片，盐少许。

做法：

1.将全麦吐司面包放入面包机中加热1~2分钟，也可用平底锅。

2.鸡蛋打散，加盐调匀后摊成鸡蛋饼；黄瓜洗净后切片；生菜洗净，撕成小片。

3.将鸡蛋饼、黄瓜片、生菜片依次夹入三片面包中间，上下对齐，沿对角线切开即可。

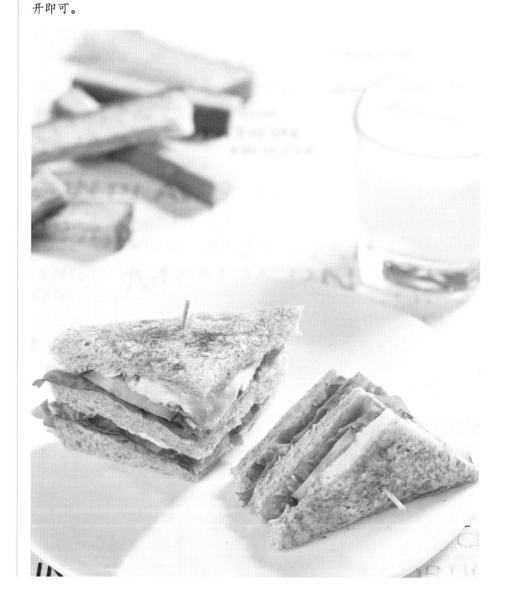

午餐推荐食谱——**香菇油菜**

材料：油菜500克，鲜香菇10个，葱末、姜末、蒜末、盐、水淀粉各适量。

做法：

1.香菇和油菜洗净，香菇切块。

2.先把香菇块和葱末、姜末同炒，再倒入油菜，快速翻炒，加蒜末。

3.加少许盐炒匀后，最后加水淀粉勾芡即可出锅。

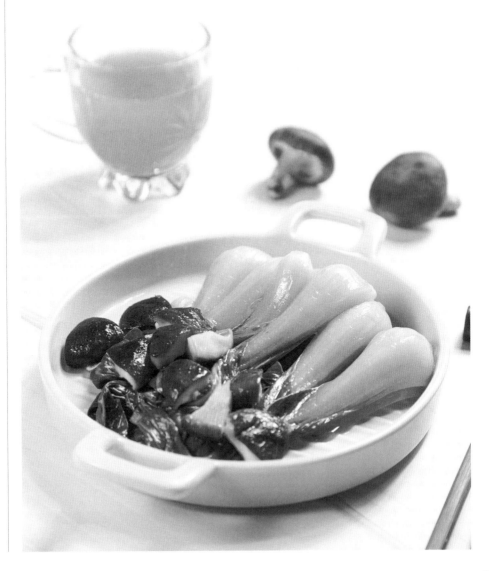

材料：西蓝花300克，胡萝卜、干木耳、葱花、盐各少许。

做法：

1.西蓝花洗净，掰成小朵，焯水；胡萝卜洗净，切薄片，焯水；木耳泡发，洗净，撕成小朵，焯水。

2.锅内放油，爆香葱花成葱油。

3.将葱油淋在菜上，加盐调味，拌匀即可。

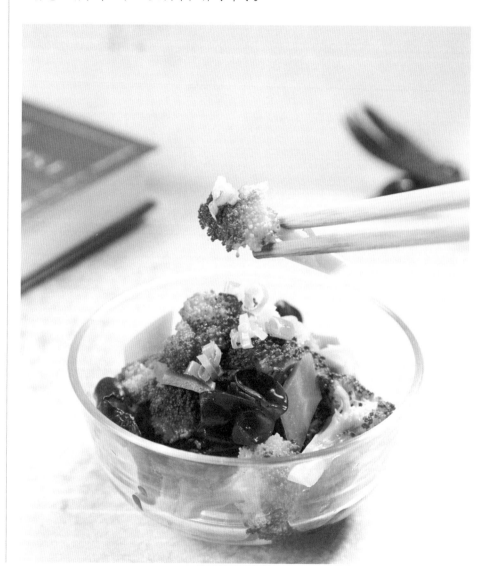

脑卒中后偏瘫患者如何进行康复运动

很多患者脑卒中后都留下了不同程度的肢体残疾，其中以偏瘫最为多见，严重影响了患者的生活质量。因此，建议有脑卒中偏瘫后遗症的患者及家属，不要怕辛苦，积极地做复健，越早进行康复训练，患者的肢体功能恢复得就越好。

急性期——被动运动

在脑卒中急性期，患者都是处于卧床状态，这时需要家属协助患者定时更换体位，并进行维持关节活动范围的练习，有利于防止褥疮及关节挛缩、变形，为日后的恢复打下基础。

首先，要使偏瘫患者保持正确的卧床姿势。家属应帮助患者每2小时翻身1次，直到患者能自己改变体位。

仰卧位：头枕在枕上，肩关节外展，掌心向下，肘关节和髋关节伸直，肩部、髋部、患肢下放置枕头或棉垫、毛巾卷等，可以减轻肢体压力，防止肩后缩（图1）。

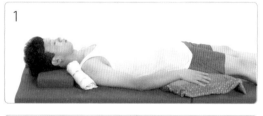

健侧卧位：侧身，头部固定在枕头上，躯干大致与床面垂直，胸前、腿部中间放置抱枕或棉垫，让患肢得到充分前伸，不至于萎缩（图2）。

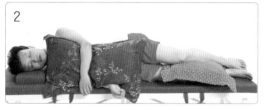

患侧卧位：头部用枕头舒适支撑，躯干稍后仰，背后放枕头；患肘伸展，掌心向上；患髋伸展，膝轻度屈曲；健侧上肢放在身上，下肢保持踏步姿势（图3）。

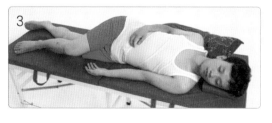

其次，家属要帮助患者进行被动活动，活动瘫痪的肢体，包括肩、肘、腕、手指、膝及踝关节的屈曲、伸展及抬举活动，每天2~3次。

肩关节：协助患者做患臂的屈曲、伸展，内收、外展，内旋、外旋等动作。

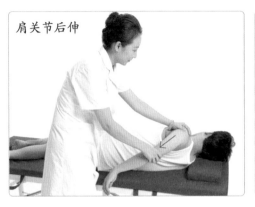

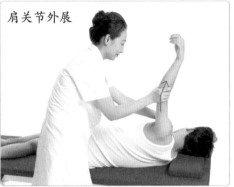

肘关节：协助患者做肘关节的屈曲、伸展，旋前、旋后等动作。

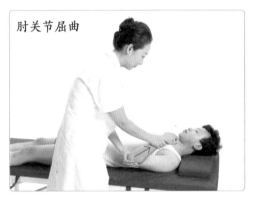

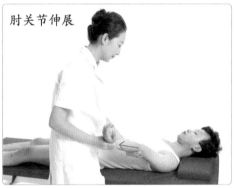

腕关节和手指关节：屈曲、伸展，手指抓握、放松等。

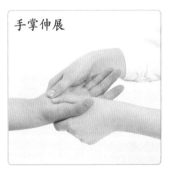

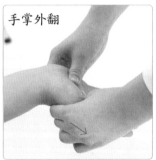

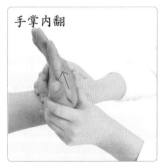

髋、膝关节：弯曲、伸展等。

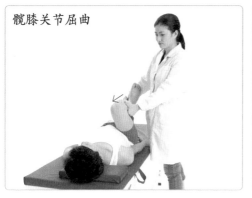

髋膝关节屈曲

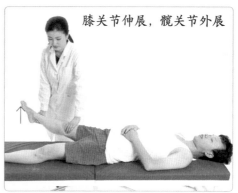

膝关节伸展，髋关节外展

踝关节：内翻、外翻、伸展等。

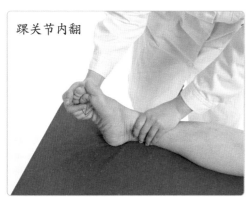

踝关节内翻

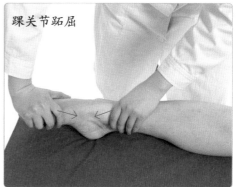

踝关节跖屈

稳定期——从被动运动逐步过渡到主动运动

病情稳定下来以后，要协助患者逐步从被动运动过渡到主动运动，只要患者不感觉疼痛即可。先让患者自己主动活动肢体，当无法完成时家属可从旁给予最低限度的协助。协助患者进行躯干核心力量的锻炼，比如翻身、起坐、坐位平衡、桥式运动等，以便为站立和步行打下良好的基础。

首先，患者要学会被动翻身和自主翻身。

被动翻身：患者仰卧，屈膝，双手上举交叉（图1）；偏向患侧，再向健侧摆动，借助惯性翻向健侧，家属可帮助患者转动骨盆或肩胛（图2）。用同样的方法向患侧翻身，动作要协调轻稳，不可拖拉患侧肢体，尽可能发挥患者的残存能力。

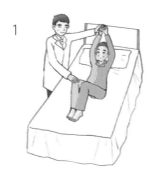

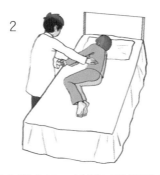

自主向健侧翻身：患者仰卧，屈膝，双手上举交叉；健侧下肢插到患侧腿下面，勾住患侧脚踝部，使双下肢屈膝（图3）；上肢向健侧摆动，转头、肩，同时健足用力蹬床，用健肢带动患侧翻向健侧（图4）。

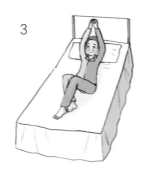

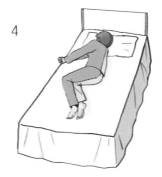

自主向患侧翻身：患者仰卧，屈膝，双手上举交叉；健侧下肢屈曲，足底平放于床面上（图5）；上肢摆动，转头、肩，同时健足用力蹬床面，带动健侧翻向患侧（图6）。

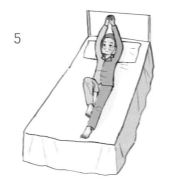

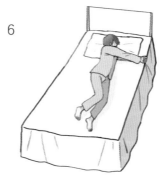

其次，协助患者进行下肢的床上桥式运动，即让患者仰卧，两腿屈膝，尽量把

腹部从床上抬起来，身体呈弧形，好像一座拱桥（图7、图8）。让患者自己尝试完成，如果不能，家属可协助稳定患膝。每次坚持10秒，反复做10次以上。

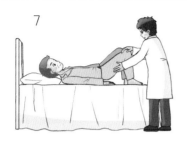

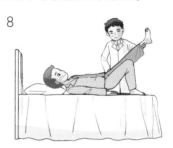

最后，进行坐位平衡训练。先从半坐位开始，患者如无头晕等不适，可加大角度、延长坐起时间、减少支撑，直到无支撑坐稳，再训练坐在床边或椅上前后、左右移动身体，保持动态平衡。

半坐位：患侧后背、肩部、手臂、下肢用枕头支撑，患侧下肢微屈（图9）。

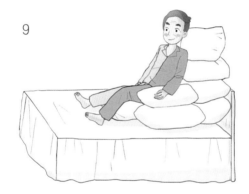

坐位平衡练习：家属在患者患侧，一手支撑腋下，一手放在健侧腰腹部；患者患手支撑床面，重心偏向患侧（图10）。家属用手扶住患者患侧肩部，让患者重心偏向健侧，保持片刻（图11）。反复转换重心练习，直到能独立坐稳。

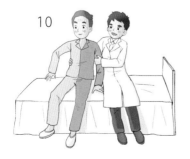

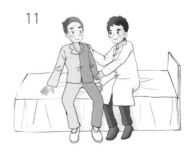

坐位动态平衡训练：患者坐在靠背椅上，健手托患手，双前臂互抱于胸前（图12），家属拉住其双肘引导前倾，直到将倒未倒时停止（图13）。反复练习，直到患者自己前后、左右移动都不会倾倒为止（图14、图15）。进而可以练习左右转动躯干，保持动态平衡（图16）。

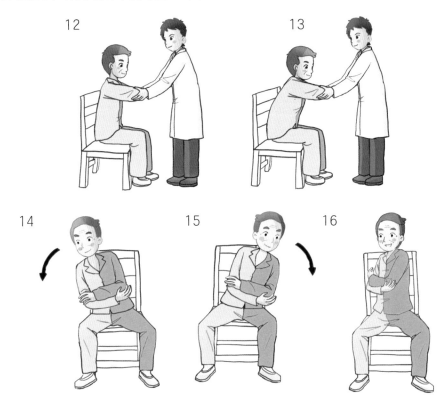

恢复期——主动运动

脑卒中后肢体瘫痪的典型姿势，就是我们常见的"上肢挎篮，下肢划圈"的姿势。当患者的患肢可以主动抬起时，训练的重点就要放到纠正异常姿势上（图17）。

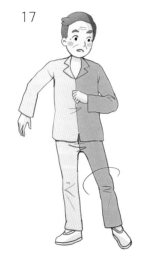

首先，患者要进行四肢的主动运动，比如上肢的伸展、弯曲、内收、外展、旋转等动作，下肢的屈髋屈膝、屈膝勾脚（踝背屈）等动作。

其次，进行起坐训练。

辅助起坐训练：家属上身稍向前倾，两膝略弯曲，用膝盖支撑患者膝部（图18）。一手扶住患者腰骶部，并用力上托；另一手扶住患者患侧肘部。患者健臂手搭在家属的肩背部，然后两人同时直腰并伸直膝部即可站立（图19）。

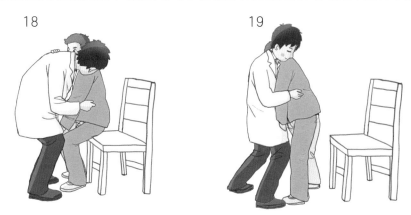

独立起坐训练：患者坐在椅上，双脚缩到椅子腿根部，身体前倾，两手扶膝支撑身体，即可站起（图20、图21）。

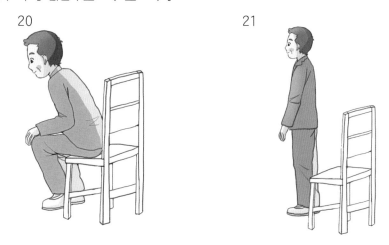

最后，进行立位平衡训练。患者双脚平行站立，膝关节不能弯曲或过度伸直，双脚掌完全着地，脚趾不能勾地。可先扶椅背等支撑物左右移动重心（图22）；掌握后，去掉支撑物，独立站位，上肢自然垂直于体侧，再左右移动重心（图23），反复训练，直至患者能在突然受到外力推拉时仍能保持平衡。

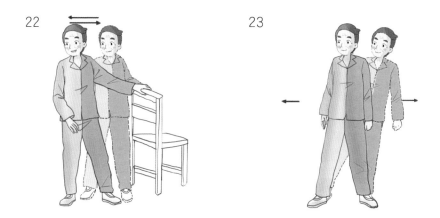

第四，待患者能做到自动态站位平衡，患肢能支撑一半的体重后，可进行步行训练。

家属协助步行训练：患者直腰、挺胸，目视前方，先迈健肢，后迈患肢（图24、图25）。迈患肢时躯体略向健侧倾斜，防止患脚蹭地，两脚迈出间距相等。如果患肢向前迈步有困难时，可以先练习原地踏步，逐渐慢慢练习行走，然后再训练独立行走。每次练习5~10米，要少量多次，循序渐进，避免出现过度疲劳、足内翻等情况。

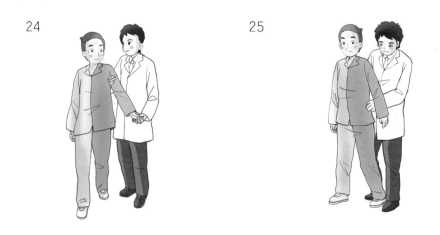

借助平行杠练习：单手或双手握住木杠，按照"伸出健臂→迈出患足→迈出健足"的顺序练习走路（图26）。

助步器：用双手分别握住助行器两侧的扶手，提起助行器使之向前移动20~30厘米后，迈出患足，再移动健足跟进（图27），如此反复前进。

四足手杖：用健侧手持手杖，按照"手杖探出→患足迈出→健足迈出"的方法练习（图28）。

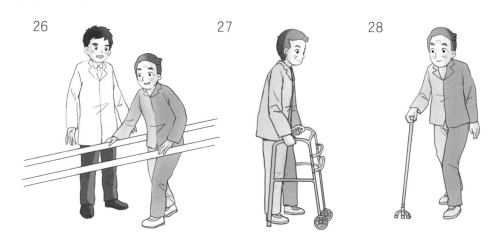

第五，在患者走平路能掌握平衡后，可以由家人协助或借助拐杖进行上下台阶练习。

上楼时：先健足，后患足（图29、图30）。

下楼时：先患足，后健足（图31、图32）。

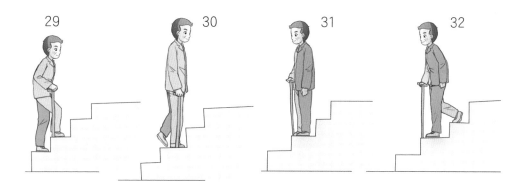

吞咽障碍如何进行康复训练

偏瘫患者往往由于咽、喉、舌等部位的肌肉麻痹或不协调，导致吞咽困难、呛咳，因此要帮助患者锻炼吞咽的相关肌肉，改善吞咽、咀嚼功能。

帮助患者按摩舌肌、咀嚼肌

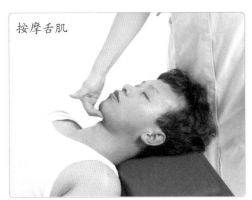
按摩舌肌

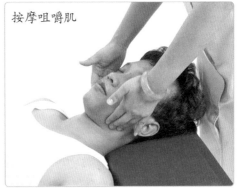
按摩咀嚼肌

锻炼舌头

让患者将舌尽力向外伸出，向上、下、左、右四个方向运动，然后将舌缩回，闭口做上下牙齿互叩及咀嚼10次。如果患者不能自主运动，家属可用纱布包住患者的舌头，协助其进行运动。分别于早、中、晚饭前进行，每次5分钟。

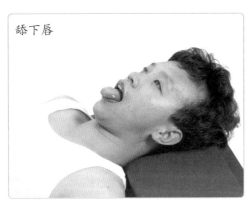
舔下唇

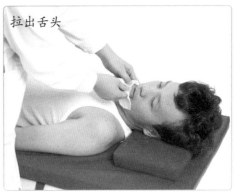
拉出舌头

锻炼颊肌、喉部内收肌

让患者轻张口吸气，使双颊部充满气体、鼓起腮，随呼气轻轻吐出，也可将患者手洗净后，让其做吮手指动作，以收缩颊部及轮匝肌肉运动，每天2次，每次5遍。

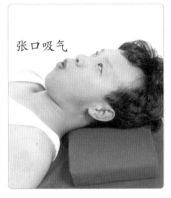
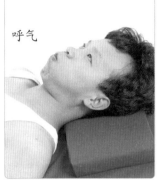
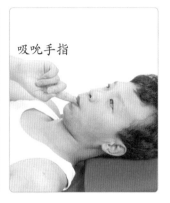

锻炼吞咽功能

对咽部进行冷刺激，使用冰冻棉签蘸少许水，轻轻刺激软腭、舌根及咽后壁，然后让患者做吞咽动作。寒冷刺激能有效强化吞咽反射，促进吞咽力度，每天3次。进行基础训练有效后，方可进行下一步摄食训练。

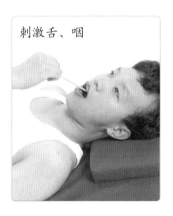

失语症患者如何进行康复训练

脑卒中还有一个典型的后遗症就是失语症，也就是不能说话，这涉及听、说、读、写4个方面的问题。在临床上，失语症又有不同类型，所以，在康复训练时也有不同的侧重。

运动性失语的康复训练

此类患者通常都能很好地理解语言，但不能用口语表达，所以，康复训练应以语言训练为主，从简单开始，熟练后逐渐提高难度。

训练项目	具体方法
发音器官的训练	• 先做简单的张口、伸舌、龇牙、鼓腮动作 • 训练软腭：指导患者将嘴张大，教其发 a 音 • 训练舌部：做伸舌、缩舌运动，用舌尖舔上下唇、左右唇角 • 唇部训练：指导患者反复进行抿嘴、噘嘴训练
发音训练	采用一对一"示教一模仿"方法，先练习英语音标元音"a-e-i-o-u"，再练习喉音"h、ha"，然后练习唇音"b、p"，舌齿音"d、t"
词、句训练	从"吃""喝"等简单的字开始，适当提示、诱导患者说出完整的词语、断句，比如拿勺子吃饭，诱导患者主动说出"吃饭"
阅读训练	掌握一般词组、短句后再进行跟读或阅读短文的训练
书写训练	从"上""下"等简单的字开始练习，逐步到词语、句子、短文

感觉性失语的康复训练

此类患者通常口语及书面语理解困难，所以，康复训练应以提高理解能力为主。

训练项目	具体方法
听觉训练	对患者进行声音刺激，提高对语言的理解力，比如播放音乐、广播或给患者读书，每天 2 次，每次 20 分钟
手势训练	家属做出吃饭的动作，让患者模仿，反复训练
实物刺激	让患者说出看见的实物名称，可适当提醒，反复训练
记忆训练	让患者回忆印象深刻的往事，锻炼大脑记忆功能
兴趣训练	从患者兴趣爱好着手，如打麻将、唱歌、下象棋等，刺激思维

完全性失语的康复训练

此类患者语言功能几乎完全丧失，理解能力、口语表达能力都有严重障碍，所以，康复训练时应以听、理解为主，语音训练为辅。只要患者能用简单的字词或肢体语言表达基本需求，就算达到康复目的了。

训练项目	具体方法
听、理解训练	• 听词指图或指实物，比如出示 3 个常用物品的图片，说出其中一个物品的名称，让患者指出相应的图片 • 听语句指图：出示 3 个常用物品的图片，说出其功能或所属范畴，患者指出相应的图片
口语表达训练	• 词的表达：比如家属问："这是一朵……"患者："花。"或者家属问："这是什么花？"患者："玫瑰花。" • 短语、句子的表达：把学过的词语组合成短句，如：把"勺子""饭"组合成"我用勺子吃饭"；或者让患者用句子表达需要，如"我要吃饭"

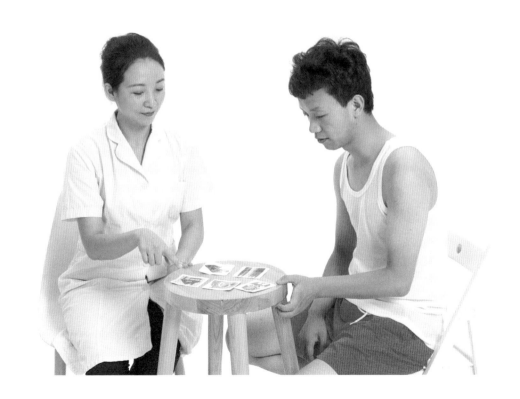

记忆障碍的患者如何进行康复训练

脑卒中患者由于脑组织受损，可直接或间接地影响记忆，对有记忆障碍的患者如何进行康复训练呢？

训练方法	具体操作
联想记忆法	为患者建立恒定的日常生活活动程序，并制作成大而醒目的时间表，张贴在患者常在场所，以提示其生活步骤。比如患者看到"早晨起来"四个字，会想到起床后整理被褥、洗脸刷牙、吃药等；看到"11点后"，会想起快到中午了，应准备午餐等
背诵法	让患者反复背诵要记住的信息，遇到情况脑子里第一时间浮现出背诵的信息
地图作业	准备一张大的、标有自己家庭坐标、道路和附近建筑物的地图，告诉患者从家里出发，沿某条道路达到附近建筑物；反复10次，连续两天无错误，可适当增加难度，比如路程更长、绕弯等
视觉记忆	准备3~5张熟悉物品的图片，告诉患者每张图可以看5秒，看后将图片收回，让患者用笔写下所看到的物品名称；反复数次，成功后增加卡片数目

 鸿懿主任提醒

　　家属在帮助患者进行记忆训练的时候，可以借助一些辅助物，比如可定时播报的闹钟，随时给患者播报时间，提醒其定时作息；或者准备一个日记本，让有读写能力的患者每天写日记，开始时可以每15分钟为一段记事，能力提高后再逐渐延长时间。

高血压合并血脂异常

血压与血脂的关系非常密切，所以，临床上，高血压患者合并血脂异常的情况非常多，尤其是在肥胖、吸烟、糖尿病及生活工作压力大的高血压患者中最为常见。

高血压与高脂血症为何喜欢"结伴而行"

高血压和高脂血症就像一对"孪生兄弟"，常常"结伴而行"，这是为什么呢？

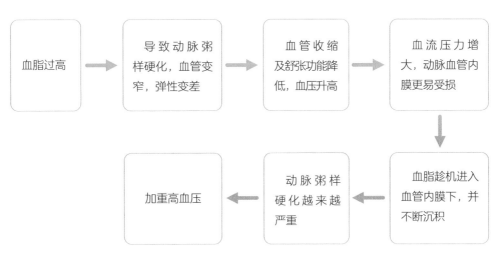

总之，高血压和高脂血症是互相作用、互为因果的。所以医生才会建议高血压患者定期复查血脂，一旦合并了血脂异常，必须要在降压的同时进行降脂治疗，以免加重动脉粥样硬化，增加心脑血管意外的风险。

血脂异常有哪几种

根据《中国成人血脂异常防治指南》，血脂异常是指四种情况，下面我们可以通过一张血脂的化验单来了解一下：

● 甘油三酯（TG）：≥2.3毫摩尔/升，就可诊断为高甘油三酯血症。
● 总胆固醇（TC）：≥6.2毫摩尔/升，就可诊断为高胆固醇血症。

姓　名：	▓▓▓▓		科　室：	内一科门诊		床号
性　别：	女		病历号：	▓▓▓ 血脂（门诊）		
年　龄：	65　岁		检验项目:血脂（门诊）			

项 目 名 称	结 果	提示	参考范围	单 位
胆固醇	7.24	↑	3.50--5.60	mmol/L
甘油三酯	3.36	↑	0.40--1.70	mmol/L
低密度脂蛋白胆固醇	4.09	↑	0--3.12	mmol/L
高密度脂蛋白胆固醇	1.37		0.83--1.96	mmol/L

● 高密度脂蛋白胆固醇（HDL-C）：＜1.0毫摩尔/升，就会被诊断为低高密度脂蛋白胆固醇血症。
● 低密度脂蛋白胆固醇（LDL-C）：≥4.1毫摩尔/升，就会被诊断为高低密度脂蛋白胆固醇血症。

检查出了血脂异常需要立即服用降脂药吗

高血压患者检查出来高脂血症，要根据血脂情况来决定是否立即服用降脂药。

首先，要看检测的血脂数值是否真实，比如抽血是否是在空腹12小时以上，抽血前有没有饮酒或食用过多肉类，这些都会影响血脂水平。

其次，要看是否是国家认证的正规医院检测出的血脂数据，如果是在没有资质或没有正规合格检测设备的医院做的检测，检测的数据是不足以被完全参考的。

最后，要看有无合并其他危险因素，比如患者年轻，高血压并不严重，也没有合并糖尿病、高尿酸的情况下，可以先用饮食和运动疗法调理3~6个月，再复查血脂，如果效果不理想，再在医生指导下服用降脂药；但如果是老年高血压患者，通常都有多种慢性病，那就需要立即遵医嘱服用降脂药物，同时检测肝肾功能，观察有无不良反应。

降脂药物有哪几种？怎么选择

临床当中常用的降血脂药物主要分为五大类：他汀类药物、贝特类药物、胆固醇吸收抑制剂、胆酸螯合剂、烟酸类药物。

按照降低血脂成分的不同，又分为主要降低胆固醇的药物和主要降低甘油三酯的药物，其中：

降低血脂成分	降脂药物
降低总胆固醇和低密度脂蛋白胆固醇	首选：他汀类药物，如普伐他汀、辛伐他汀、洛伐他汀、瑞舒伐他汀、氟伐他汀、阿托伐他汀等，可使血总胆固醇降低 25%~35%
	其次：可使用胆固醇吸收抑制剂，如依折麦布；或者胆酸螯合剂，如考来烯胺、考来替泊，降脂强度稍差
降低甘油三酯	首选：贝特类药物，如非诺贝特、吉非贝齐、苯扎贝特等，使甘油三酯降低 30%~40%
	其次：也可服用烟酸类药物，如烟酸
混合性高脂血症	需要以上两类药物联合使用，可同时有效降低总胆固醇和甘油三酯

服用他汀类药物有哪些注意事项

他汀类药物是降血脂的明星药物，可有效降低总胆固醇和甘油三酯水平，延缓动脉粥样硬化，防治心血管疾病，在临床上应用非常广泛。但在服用过程中，有些注意事项需要患者知晓。

1.不同种类和剂量的他汀药物，降脂强度是不同的，副作用也不同，所以，建议从小剂量开始服用，逐渐调整至合适的剂量。

2.在服药过程中，不要擅自增减剂量。减量可能会减少心血管的保护作用，而增量只能轻微增加降脂的效果，但副作用却可能会增加很多。

3.他汀类药物可以在每天的任何时间段服用，但多建议在晚上服用，药效会更好一些。

4.他汀类药物最常见的副作用是肝功能异常、肌病和新发糖尿病等风险，所以，建议在初次服药4~6周后到门诊抽血化验，检测肝功能、肾功能、血脂四项、肌酸激酶，以了解药物的安全性如何，判断他汀的疗效和副作用，是否需要调整剂量，不能只吃药不检查。

5.在服用过程中，如果出现恶心、腹胀、疲乏无力、肌肉疼痛、黄疸等情况，要及时到医院检查，排除肝损害、肌肉损害等不良反应。

6.他汀类药物和其他药物联用要慎重，比如和氯吡格雷、非洛贝特等药物联用，或者和阿奇霉素、克拉霉素等一些大环内酯类抗生素联用时，可能会增加药物的副作用，所以一定要咨询医师。

7.在服用他汀药物的时候不要吃柚子。因为他汀类是在肝脏通过细胞色素P450还原酶的代谢后才排到体外的，而柚子中含有一种叫呋喃香豆素的物质，它可以抑制细胞色素P450还原酶的活性，这样一来，血液中他汀类药物的浓度就会增高，药物的不良反应，比如转氨酶升高、肌肉痛等，也会相应增加。

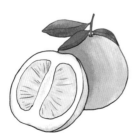

注意，吃他汀类药物的时候不要吃柚子

降胆固醇和降甘油三酯的药物能一起吃吗

现在有些患者胆固醇和甘油三酯都高，降胆固醇需要服用他汀类药物，降甘油三酯用贝特类药物，这两类药物能不能一起吃呢？关键看患者的实际情况，先抓主要问题。

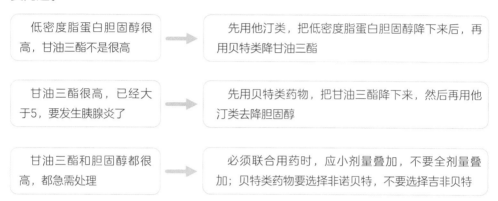

低密度脂蛋白胆固醇很高，甘油三酯不是很高	→	先用他汀类，把低密度脂蛋白胆固醇降下来后，再用贝特类降甘油三酯
甘油三酯很高，已经大于5，要发生胰腺炎了	→	先用贝特类药物，把甘油三酯降下来，然后再用他汀类去降胆固醇
甘油三酯和胆固醇都很高，都急需处理	→	必须联合用药时，应小剂量叠加，不要全剂量叠加；贝特类药物要选择非诺贝特，不要选择吉非贝特

转氨酶高是不是就不能吃降脂药了

有些患者原来肝功能是正常的，在服用了降脂药后，转氨酶升高了，这时候是停药还是继续服药呢？如果身体没有出现不适，转氨酶水平只是轻微升高，应该继续服药，同时注意定期复查肝功能。

此外，有时候转氨酶升高也并不一定是降脂药造成的，比如剧烈运动、经常熬夜、过度疲劳、饮酒等因素，或者服用了其他药物，与降脂药产生了相互影响，也都有可能会导致转氨酶水平轻度升高。所以，当查出转氨酶升高后，不能因此就擅自停药，最好是先咨询医生，看到底是不是降脂药造成的，然后再决定是否停药或换药。

必须立即停药或换药的两种情况

1.转氨酶水平过高，超出了正常值的3倍甚至更多，需立即调整药量或停药或换药，情况严重的可遵医嘱适当吃保肝药

2.患有活动性肝炎、肝硬化等肝病，肝功能已经受损的情况下，应及时停药

化验单血脂水平正常为什么医生还让我吃降脂药

有这种疑问的高血压患者很多，明明化验单上的血脂四项指标都在正常范围，为什么医生还给开了降脂药呢？其实，在医生眼里，血脂化验单上标注的"正常参考值"真的只是一个参考数据罢了，实际意义并不大。因为是否需要启动药物降脂，关键还要看患者的个人情况。

在血脂指标里，最重要的是低密度脂蛋白胆固醇的水平，它是造成动脉粥样硬化的罪魁祸首，低密度脂蛋白胆固醇指标越高，越容易形成动脉粥样硬化斑块。而动脉粥样硬化斑块会直接导致冠心病、心肌梗死和脑梗死的发生。患者的个体情况不同，患病的危险性是不一样的，所以低密度脂蛋白胆固醇的理想水平也不一样。

患者情况	启动药物降脂的指标
普通高血压患者，血压稳定，无其他危险因素	低密度脂蛋白胆固醇 > 3.4 毫摩尔 / 升
高血压合并糖尿病患者	低密度脂蛋白胆固醇 > 1.8 毫摩尔 / 升
高血压合并冠心病、心肌梗死、脑梗死等心脑血管病的患者	不看指标，直接开始服用他汀类药物，以稳定斑块，防止脱落，并预防新的斑块形成

胆固醇是越低越好吗

当然不是。胆固醇是有重要生理作用的，比如参与构成细胞膜，是合成胆汁酸、类固醇激素和维生素D的原料，是人体不可缺少的重要营养素。如果数值太低的话，正常生理功能就无法维持，生命也就终止了。

另外，关于胆固醇的问题，临床上做过很多研究，发现在低密度脂蛋白胆固醇高于2.6毫摩尔/升的时候，随着胆固醇水平的降低，对防治心脑血管病有益。但是，当低密度脂蛋白胆固醇低于1.4毫摩尔/升的时候，对心脑血管的这种益处就很小了。

所以，胆固醇不是越低越好，即使是名声最差的低密度脂蛋白胆固醇也并不是一无是处的，我们只要把胆固醇控制在正常的范围内就可以了。

高血压伴高脂血症的患者适合服用什么降压药

高血压合并高脂血症的患者因为既要降血压又要降血脂，所以选择降压药的时候，就要选择那些既有较好的降压效果，又对脂类代谢影响小的降压药物。

可选的四类降压药物

1. "普利"类，如卡托普利、依那普利等

2. "沙坦"类，如氯沙坦、缬沙坦等

3. "地平"类，如硝苯地平、氨氯地平等

4. "唑嗪"类，如布那唑嗪、特拉唑嗪、哌唑嗪等

慎选的三类降压药物

1. "洛尔"类，如美托洛尔、比索洛尔等

2. 噻嗪类和袢利尿剂，如氨氯噻嗪、呋塞米等

3. 甲基多巴、利血平等

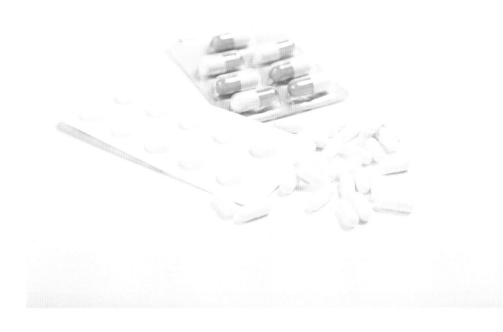

高血压伴高脂血症的患者如何安排饮食

不良的饮食习惯与血脂异常密切相关，所以，高血压患者一旦发现血脂异常以后，在饮食上就更需要注意了。

降压降脂的饮食原则

1.食物多样，以谷薯类为主，尤其是燕麦、玉米、荞麦、红薯等粗粮，常吃可以降低血脂、保护心血管。

2.饮食要清淡，有节制，每餐以七八成饱为宜，切忌暴饮暴食。

3.严格控制热量的摄入，坚持低盐（每人每天用盐量少于5克）、低脂、低胆固醇的食物。

4.多吃新鲜蔬菜、水果，并增加深色蔬菜的比例，如菠菜、芹菜、茄子、洋葱、香菇、木耳、山楂、苹果等，以提供充足的维生素、矿物质和膳食纤维。

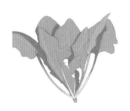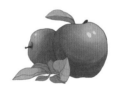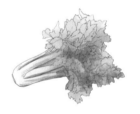

5.多吃大豆及其制品，补充大豆异黄酮，有助于降低胆固醇。

6.多喝水，可降低血液黏稠度，促进血液循环。

7.烹调时以植物油为主，烹调方法宜采用蒸、煮、炖、氽等用油少的方法，忌煎炸、油爆、熘等用油多的方法。

8.少吃或不吃高脂肪、高胆固醇食物，如动物脂肪、内脏，软体类、贝壳类动物，奶油等。

9.少或不吃甜点、含糖饮料、腌制、熏制食物等高糖高盐食物，避免脂肪堆积。

10.减少咖啡、茶的饮用，因为咖啡因会增加体内的胆固醇。

11.戒烟酒。

早餐推荐——素三鲜包

材料：面粉150克，鲜香菇、水发木耳各100克，鸡蛋3个，葱花、酵母、盐、十三香、花椒油各适量。

做法：

1.将水发木耳、香菇分别洗净、切碎；鸡蛋炒熟、切末，与木耳香菇碎加调料拌匀，制成馅料。

2.面粉中加酵母，用温水和成面团，静置发酵。

3.用发酵好的面团包包子，上锅蒸熟即可。

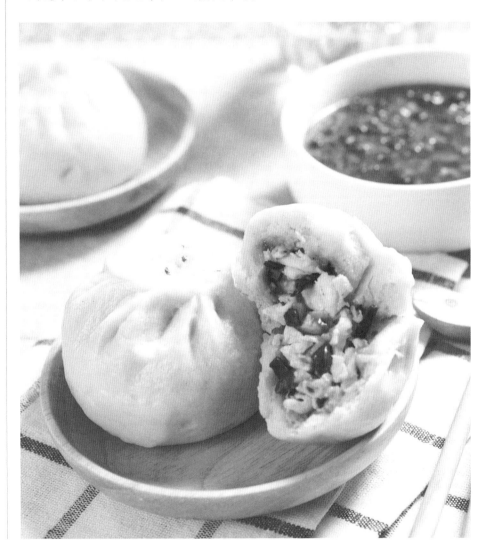

午餐推荐——玉米炖老鸭

材料：玉米2根，老鸭1只，姜1块，葱1根，盐适量。

做法：

1.玉米洗净，斩段；老鸭剖好斩块；姜去皮，切片；葱切段。

2.砂锅烧水，待水沸时，将老鸭块焯烫，捞出洗净血水。

3.在砂锅中加入老鸭块、玉米段、姜片、再加入清水，煲2小时后调入盐、加少许葱段即可食用。

食用建议：玉米富含膳食纤维，鸭肉富含优质蛋白和不饱和脂肪酸，适宜血脂高的患者食用。

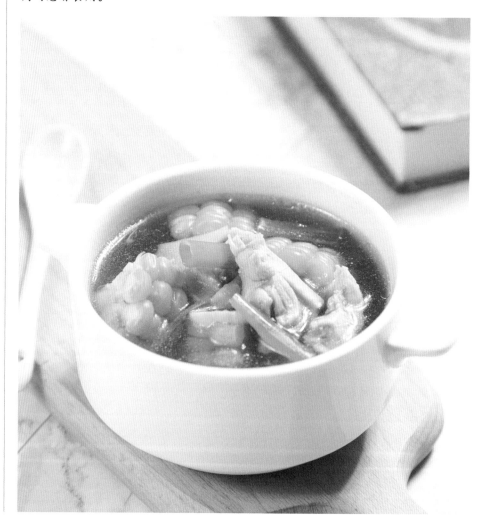

晚餐推荐——豆腐芹菜汤

材料：豆腐200克，芹菜100克，盐适量。

做法：

1.将豆腐切块，芹菜洗净切段。

2.将豆腐块放入锅内，倒入适量清水，稍微煎一下，再放入芹菜段，稍煮，加入盐调味即可。

食用建议：豆腐中富含优质植物蛋白，芹菜含钾丰富，搭配食用对调节血压、血脂都有益处。

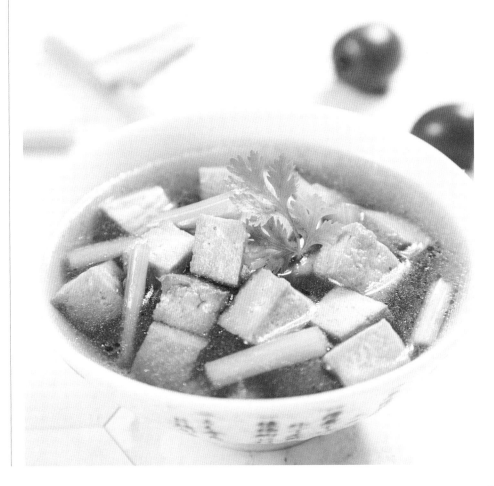

防治高脂血症一定要戒酒吗

是的。高血压患者本身就应该少喝酒或不喝酒，如果血脂又高了的话，那就必须彻底戒酒，不管是什么酒，都不能喝了。因为酒精主要就是在肝脏中代谢，会对肝细胞造成直接损伤，而血脂也需要在肝脏进行加工、合成和分解、排泄，一旦肝脏有病，脂质代谢必然会发生故障，加重高脂血症。

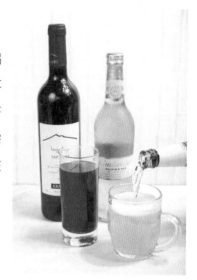

高血压患者血脂高能不能吃蛋黄

蛋黄中含有丰富的胆固醇，每100克蛋黄中胆

切记，血压、血脂高的人所有酒都不能喝哦！

固醇的含量为1500毫克以上，是除了动物脑之外胆固醇含量最高的日常食物了，所以有些血脂高的高血压患者就不敢吃了，怕吃了之后会增加心血管病的风险。但是，临床研究的结果却恰恰相反，跟那些从来不吃或者很少吃蛋黄的人相比，每天吃一个蛋黄反而有助于降低心血管疾病的发病风险。

这是为什么？因为蛋黄中除了含有胆固醇，还含有能够降低心血管疾病的营养物质，比如卵磷脂，卵磷脂有利于升高高密度脂蛋白胆固醇，还可以分解胆固醇和脂肪；此外，蛋黄中还含有丰富的钙、维生素A、维生素E及维生素B_6、B_{12}、叶酸，有助于降低血液中的同型半胱氨酸的浓度，从而降低患心血管疾病的风险。所以，血脂高的高血压患者也可以吃蛋黄，但不可多吃，每天不超过一个即可。

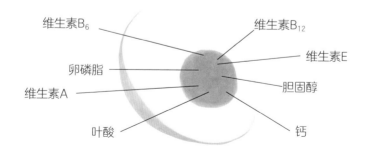

补充燕麦 β - 葡聚糖能降血脂吗

燕麦 β -葡聚糖，是存在于燕麦胚乳和糊粉层细胞壁的一种非淀粉多糖，能够溶于水，形成黏性的胶，像我们平时喝的燕麦粥，为什么是黏稠的？就是这种水溶性膳食纤维的功劳。人食用后，能够增加饱腹感，延缓血糖上升，同时还能减少小肠对脂肪及胆固醇的吸收率，从而降低血液中的胆固醇水平。所以，高血压伴高脂血症、糖尿病的人群都可以食用。

有研究显示，每天吃3克的燕麦 β -葡聚糖能有效降低胆固醇水平，将心血管疾病的风险降低多达20%。那是什么样的燕麦都可以服用吗？不是的，通常含 β -葡聚糖最多的是燕麦麸和整粒的燕麦，像那些用开水一

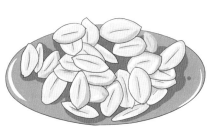

泡就熟的即食燕麦，经过精加工，里面的纤维已经很少了。因此建议大家要想降血脂、降血糖，还是要多吃燕麦麸或整粒的燕麦，慢火细煮，每天50克就可以了。

怎样运动对降血压、降血脂最好

每天坚持适量的运动对降低血压、调节血脂都有重要作用，那要怎么运动呢？

运动要点	具体要求
运动项目	根据自己的身体情况，选择步行、慢跑、太极拳、游泳等有氧运动
运动时间	以 10:00 左右和 16:00~17:00 为宜，避免晨起运动，以免发生意外
运动频次	每周运动 3~5 次，每次持续 30~60 分钟
运动强度	根据患者的血压水平来定，血压稳定的患者，运动后微微出汗，没有心慌、胸闷等现象，精神、睡眠、食欲都好，这种强度就是适宜的，注意避免剧烈运动

如果是上班族，没时间户外运动，那可以在上班时间有意识地增加一些活动量，比如上下楼的时候爬楼梯、少坐电梯等，对降压、降脂也有帮助。

高血压合并糖尿病

血压与血糖的关系也是非常密切的，所以，高血压患者中发生糖尿病的人数也不少，而一旦二者合并，则会大大增加患心脑血管疾病的风险。

高血压和糖尿病，为什么常常一起出现

高血压和糖尿病又被称为"姐妹病"，因为它们常常是结伴出现的。为什么它们的关系会这么密切呢？这源于一个与高血压病和糖尿病都有关的原因，叫作"胰岛素抵抗"，也就是机体外周组织细胞对胰岛素的敏感性降低。

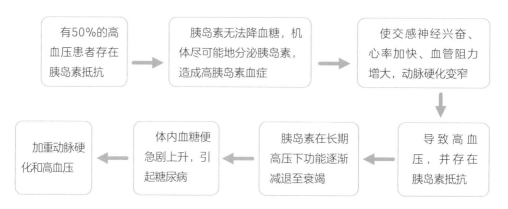

所以，高血压和糖尿病并存时，会形成一种恶性循环，产生1+1＞2的效果，明显加速心血管疾病、脑卒中及视网膜病变的发生和发展。所以，对于存在糖尿病的高血压人群，推荐将血压控制在130/80毫米汞柱以下。如果出现了糖尿病肾病或心肌病变，对于血压的控制更要严格。

合并糖尿病的高血压患者首选哪类降压药

此类患者应首选"普利"类和"沙坦"类降压药，既具有很好的降压作用，还能改善胰岛素抵抗，减少糖尿病引起的肾脏病变。当使用单一降压药血压不能达标时，再遵医嘱联合使用小剂量的利尿剂或"地平类"降压药。

如何降低膳食的血糖生成指数

1.多食用那些血糖生成指数低的食物，比如粗粮、豆类、蔬菜、奶类等。

2.少吃血糖生成指数高的食物，比如精米面、土豆、红薯及各种添加糖。

3.尽量简单加工食物，选择清蒸、快炒、凉拌、烫煮、炖煮等烹调方式。

常用食物的血糖生成指数

食物名称	血糖生糖指数	食物名称	血糖生糖指数	食物名称	血糖生糖指数
绵白糖	83.8	南瓜	75.0	玉米粥	80.0
蔗糖	65.0	山药	51.0	小米	71.0
果糖	23.0	土豆	62.0	糯米	87.0
蜂蜜	73.0	土豆粉条	13.6	花生	14.0
巧克力	49.0	芋头	54.0	桃	28.0
牛奶	27.6	红薯(煮)	76.7	樱桃	22.0
酸奶	48.0	大米饭	83.2	葡萄	43.0
大豆	14.0~18.0	大米粥	69.4	猕猴桃	52.0
豆腐	22.3~31.9	馒头	88.1	柑橘	43.0
豆腐干	23.7	面包	69.0	苹果/梨	36.0
绿豆	27.2	全麦面包	69.0	菠萝	66.0
四季豆	27.0	荞麦面条	59.0	芒果	55.0
豌豆	33.0	油条	74	香蕉	52.0
胡萝卜	71.0	玉米	55.0	西瓜	72.0

数据来源：中国疾病预防控制中心营养与健康所《我国食物血糖生成指数表》

伴有糖尿病的高血压患者如何吃主食

主食中都含有较高的碳水化合物，所以很多血糖高的患者都不敢吃主食，或者吃得很少，其实这是一种误解。主食是人体基本的热量来源，每天的主食量不能少于250克，否则血糖仍然会不稳定，甚至有可能加重病情。

那么，高血压伴糖尿病的患者如何吃主食，才能保证既营养，又能保持血糖、血压稳定呢？

1.多吃粗细搭配的复合主食，一方面适当增加粗粮的比例，另一方面适当增加一些加工精度低的米面。

2.用玉米、大豆、薏米等粗粮与蔬菜、肉类搭配做的菜、炖的汤，营养又健康。

推荐食谱——**玉米双瓜汤**

材料：苦瓜、玉米各半根，南瓜150克，盐适量。

做法：

1.将所有材料洗净，玉米切段，苦瓜和南瓜分别切成块。
2.将处理好的材料放在锅中，加适量清水煮至材料软烂，用盐调味。

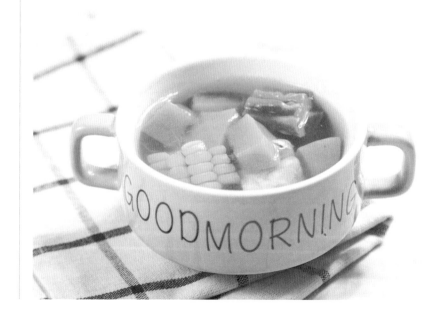

多吃高膳食纤维的食物能降血糖吗

膳食纤维是碳水化合物中的一类非淀粉多糖，不能被人体肠道吸收，产生的热量非常少。按是否溶于水，主要分为两种。

膳食纤维种类	功效	主要食物来源
可溶性膳食纤维	溶于水和消化液，产生少量热量；在肠道中形成胶状物质，可以减缓碳水化合物在肠道里的消化、吸收速度，进而降低餐后血糖	谷物、真菌、燕麦、大麦、水果及一些豆类（豌豆、蚕豆）
不可溶性膳食纤维	不溶于水和消化液，不会产生热量，可以促进大肠蠕动，帮助胆固醇排泄，改善便秘的同时又能降低血脂	全谷类粮食、全麦面包、干豆类、蔬菜、种子、坚果等

所以说，高血压伴糖尿病的患者，适当多吃些富含膳食纤维的食物，对稳定血糖是很有帮助的。

膳食纤维，如何才能吃够量

中国营养学会建议，健康成人每天摄入膳食纤维以25~30克为宜，糖尿病患者可在此基础上适当增加摄入量。大家应学会选择主食、副食，通过丰富食物的种类来增加摄入量。

主食：定量，并粗细搭配。

蔬菜：多吃，每天至少500克。蔬菜中膳食纤维含量的排名是：鲜豆类（如豌豆、扁豆等）＞茎叶类蔬菜（如西蓝花、菠菜等）＞茄果类蔬菜（如茄子、黄瓜等）。

水果：适量吃，有选择地吃，具体见163页。

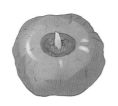 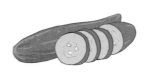 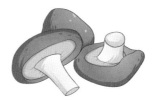

推荐食谱——**凉拌魔芋丝**

材料：魔芋丝100克，油菜50克，盐、醋、酱油各适量。

做法：

1.将魔芋丝和油菜分别焯烫。
2.将所有材料加调料，可根据自己的口味调味。

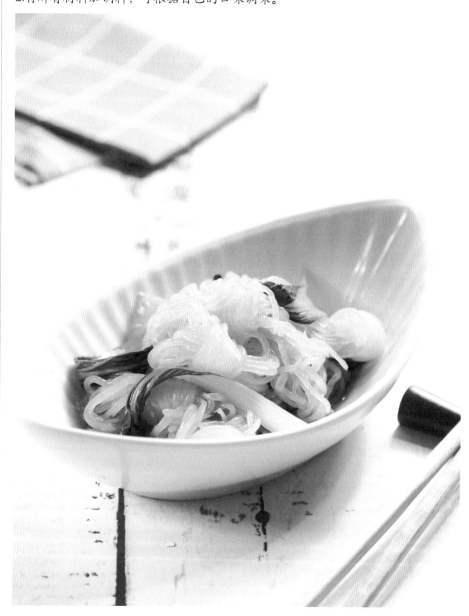

伴有糖尿病的高血压患者怎么吃水果最安全

水果中富含维生素C、膳食纤维，维生素C具有保护血管、防止出血的作用，膳食纤维则有助于降低血糖。所以，伴有糖尿病的高血压患者在血糖控制较好的情况下，也应该适当吃一些水果。

什么时候吃

水果最好不要在正餐时食用，应该作为加餐，在两餐之间食用，比如10:00或15:00，可以减少饥饿感。晚上则尽量别吃水果。

吃多少

每天水果的食用量尽量保持在200克左右，同时还要注意，吃水果后，一定要在正餐中减少主食的摄入量，一般是400克水果与50克主食（米饭、馒头）相抵。也就是说，如果你吃了400克的水果，就要少吃50克的主食。

吃哪些水果

水果的含糖量是不同的，含糖量越高，血糖升高越快，所以，建议糖尿病患者尽量选择含糖量相对较低、升高血糖速度较慢的水果。如果是含糖量偏高的水果，也应该相应地减少食用量。

水果分类	每 100 克水果中含糖量	建议每天食用量	代表水果
低 GI 值水果	< 10 克	200~300 克	柠檬、草莓、蓝莓、桃子、李子、杏、柚子、橙子等
高 GI 值水果	> 20 克	50~100 克	香蕉、荔枝、芒果、葡萄干、哈密瓜等

伴有糖尿病的高血压患者怎么运动

坚持适当、规律的有氧运动，不仅可以在一定程度上降低血糖值、促进胰岛素活性等，还能增强心脏功能、增加血管弹性、稳定地降低血压。

运动项目

想要用简单运动来稳定或降低血糖与血压，就得根据个人兴趣或自身的身体状况来决定运动形式。

在服用降压、降糖药物后，血压、血糖都达标的患者：可选择快步走、慢跑、游泳、体操等中等强度的运动项目。

血压、血糖轻微不稳定的患者：宜选择散步、太极拳、瑜伽等缓和的运动形式。

血压、血糖波动很大的患者：最好是静养，不宜运动。

运动时间

最好在9:00~10:00或傍晚时段进行运动，避开三个时间段：

清晨：这个时间段里，血压、血糖容易升高，易诱发心脑血管意外。

餐前半小时内：这时段运动会让你感觉饥饿，并可诱发低血糖。

餐后半小时内：这时候运动可能会影响肠胃的消化功能。

运动频率

最好每周坚持3~5次，每次持续30分钟左右。但还得量力而行，切不可操之过急。

 鸿懿主任提醒

高血压伴糖尿病患者在运动时要特别注意保护好足部，因为足部处于肢体末端，血管、神经最容易发生病变，而且破损后还不容易好。所以，如果在运动时鞋子中进了砂石等异物，要及时清除，以免磨损足部，引发感染。如果发现足部出现皮肤破损、红肿，或者感觉足部疼痛、瘙痒、发凉、麻木等，一定立即停止运动，及时就医。

高血压合并冠心病

高血压是冠心病的独立危险因素，血压越高，患冠心病的风险越大，死亡率也会升高。因此，高血压患者一旦发生了冠心病，就需要监测好血压，保持血压稳定、达标，这样才能缓解冠心病的进展。

高血压是如何引起冠心病的

冠心病，就是冠状动脉管腔狭窄或闭塞所导致的心肌缺血、缺氧，其发病率、死亡率与高血压呈正相关。那么，高血压是怎么导致冠心病的呢？

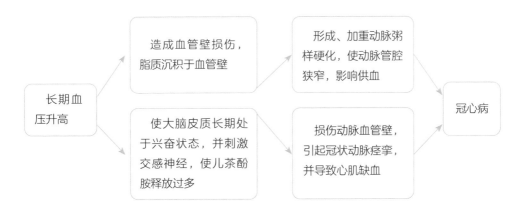

高血压合并冠心病的患者，血压降到多少合适

《中国高血压防治指南（2018年修订版）》中规定，高血压伴冠心病的目标血压为：

1.推荐目标：＜140/90 毫米汞柱，一般老年或伴有严重冠心病患者，可采取这个更宽松的降压目标。

2.采取降压治疗后，如果患者能够耐受，则继续降压至＜130/80 毫米汞柱。

3.舒张压不要低于60毫米汞柱。

高血压伴冠心病的患者适合服用什么降压药

对于高血压伴冠心病患者，无论血压水平如何，首选"普利"类、"沙坦"类降压药或β-受体阻滞剂、钙通道阻滞剂。然后再根据冠心病的不同类型和患者的个体情况，调整用药。

稳定型心绞痛

- 首选：发作期可使用作用较快的硝酸酯制剂。缓解期可使用β受体阻滞剂、钙通道阻滞剂，可降低血压，减慢心率，从而降低心肌耗氧量

- 未达标：联合应用"普利"类药物

不稳定型心绞痛和非ST段抬高型心肌梗死

- 首选：硝酸酯类药物、β受体阻滞剂、钙通道阻滞剂

- 未达标：联合应用抗血小板治疗、抗凝治疗

- 冠脉痉挛者避免大剂量使用β受体阻滞剂

急性ST段抬高型心肌梗死

- 首选：止痛药、硝酸酯类药物、β受体阻滞剂
- 未达标：联合应用抗血小板治疗、抗凝治疗、再灌注心肌治疗

高血压患者夜间突发胸痛怎么办

高血压患者如果夜间突然出现短时间无法缓解的胸痛，要怀疑是不稳定型心绞痛或心肌梗死急性发作，也可能是主动脉夹层或肺栓塞，所以，建议大家尽快拨打120，紧急就医，避免意外发生。大家平时可关注一些相关症状，以免病发时慌乱。

突然胸痛的原因	胸痛症状	急救措施
不稳定型心绞痛或心肌梗死	胸骨后突然出现压榨样疼痛，就像被一块大石头压在胸口似的发闷，整个胸部出现压迫感、紧缩感；疼痛可从胸骨后放射至颈、颌、左肩、左臂等，疼痛程度更重，持续时间更长	1. 立即停止任何活动，卧床休息，如有条件可吸氧 2. 立即舌下含服硝酸甘油1片，如无缓解，5分钟后可再次含服1片 3. 同时立即拨打120，送至有条件的医院急救
主动脉夹层	突发前胸或胸背部持续性、刀割样、撕裂样剧痛，让人难以忍受，起病后即达高峰，吃止痛药也无效	1. 立即拨打120急救 2. 立即平躺，控制情绪，避免用力，不要做增加腹压、胸压的动作，如有条件可吸氧 3. 休克患者注意保暖
肺栓塞	胸痛，呼吸困难，烦躁不安，可有小量咯血	1. 立即拨打120急救；半坐卧位，不要活动，尤其下肢不要用力，以防血栓再次脱落 2. 尽量避免剧烈咳嗽等增加腹压的动作 3. 注意保持气道通畅，有条件的可吸氧 4. 咯血时，应将痰血轻轻咳出，切勿咽下，且禁止叩背排痰

高血压伴冠心病患者能喝牛奶吗

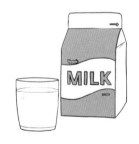

可以喝牛奶。牛奶中含有丰富的钙和优质蛋白，能够强身健体，建议高血压伴冠心病患者常喝牛奶，最好选择低脂奶、脱脂奶或酸奶。

高血压伴冠心病的患者能吃辣椒吗

辣椒中的辣椒素会刺激胃肠、神经，刺激大脑释放内啡肽，使人感到兴奋，进而导致心跳加快，血压升高。所以，高血压伴冠心病患者最好不要吃辣椒或辛辣食物。

每天吃鱼对冠心病有帮助吗，选深海鱼还是淡水鱼

有研究表明，每天吃些鱼会降低冠心病的发病率，这是因为鱼类中含有不饱和脂肪酸，尤其是深海鱼中富含$\omega-3$多不饱和脂肪酸，具有保护血管内皮、减少脂质沉积、降低胆固醇等功效。所以，建议高血压伴冠心病的患者适当多吃些鱼，特别是带鱼、金枪鱼、鳕鱼等深海鱼类，以清炖或清蒸为主。

推荐食谱——**鳕鱼豆腐羹**

材料：鳕鱼1条，盒装豆腐1盒，香菜末、芹菜末各适量，枸杞子少许，葱白3段，姜2片，淀粉、胡椒粉、料酒各适量，高汤500毫升。

做法：

1.鳕鱼洗净，放蒸盘内，加葱白、姜片、枸杞子及料酒先蒸熟，再将鱼肉挑出。

2.高汤内放入切好丁的豆腐，煮开后加盐调味并勾芡，接着放鳕鱼。

3.熄火盛出后再撒胡椒粉，并放香菜末和芹菜末，食用时拌匀。

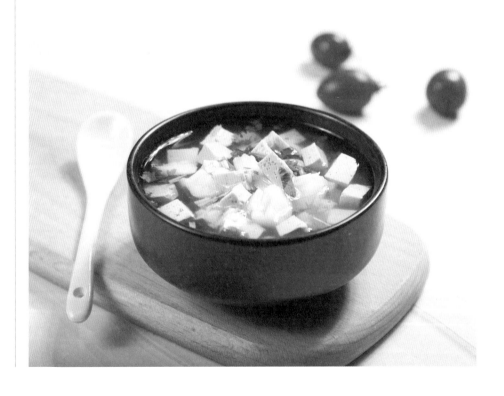

高血压伴冠心病患者应该如何选择饮食

1.低盐饮食：每天食盐的摄入量控制在5~6克，同时要注意减少隐形盐的摄入，比如咸菜、酱菜、火腿肠、咸鸭蛋等高盐食物都不要吃。

2.低脂饮食：不吃含饱和脂肪、胆固醇高的食物，如肥肉、动物内脏、鱼子、蟹黄、奶油等；尽量选择清炒、凉拌、蒸煮等比较清淡的烹调方法。

3.高质量蛋白饮食：如牛奶、瘦肉、鱼虾、蛋清、大豆及其制品等。每天每千克体重摄入蛋白质不超过1克。

4.高维生素、膳食纤维饮食：如粗粮、芹菜、韭菜、海带、紫菜及各种水果等，其中每天摄入蔬菜应不少于400克，水果不少于200克。

推荐食谱——**凉拌木耳**

材料：干木耳15克，洋葱半个，香菜少许，酱油、醋、盐、香油各适量。

做法：

1. 木耳用温水泡发后去蒂洗净，过水焯熟后放凉备用。

2. 洋葱切圈，香菜洗净切末备用。

3. 将焯好的木耳、洋葱圈、香菜末和酱油、醋、盐、香油拌匀即可。

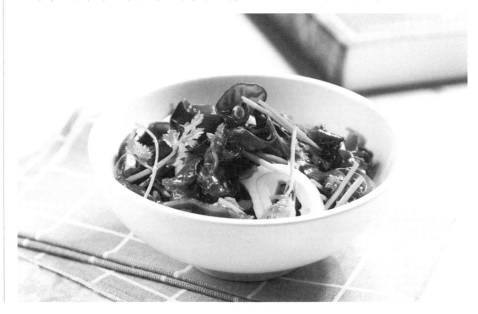

高血压伴冠心病到底是休息好还是运动好

对高血压伴冠心病的患者来说，除了日常的药物治疗外，适当地运动对稳定血压，改善心脏供血也是非常重要的。但具体怎么运动，还要看患者的个人情况。

患者病情	建议运动方法	注意事项
不稳定型心绞痛	从最轻柔、体力活动最小的运动开始，比如缓慢走路，然后逐渐一点点增加运动量，切不可着急	● 避免突然或者剧烈的运动 ● 若出现心脏不舒服的情况，要立即停止活动
急性心肌梗死恢复期（1~2个月）	以步行为主，以无不适症状、无疲劳感为宜	● 运动时最好有家人陪同 ● 活动前后记录心率
稳定型心绞痛	可选择耐力性的有氧运动，如散步、慢跑、游泳、保健操、太极拳等，每周3~4次，每次30分钟	● 要从小强度逐渐过渡到中等强度 ● 运动前要做5分钟准备活动；运动后要做5分钟调理活动 ● 避免举重、拔河、短跑等剧烈的竞技性运动，每周可进行两次力量性运动 ● 也可以参加一些文娱活动或承担一些力所能及的家务劳动

高血压伴冠心病患者支架术后如何运动

患者应先跟心脏康复医生学习适合自身的运动，并正确掌握运动的方法。

开始运动时最好在心电监护下进行，以自我感觉稍累为间隔点，即感觉累了就停下休息，不能勉强。

遵循循序渐进的原则，从床边的慢慢活动、到散步，再过渡到爬楼梯等，以开始微微发热出汗、说话自如的状态为宜。

避免剧烈运动或者足球比赛、拳击等对抗性竞技运动。

如果运动时有心悸、胸闷、胸痛等心脏不适感，及头晕、乏力等症状，应暂停运动，并进行评估。

高血压合并痛风

高血压患者的血尿酸水平常高于正常人，血压越高，血尿酸水平也越高，反过来，血尿酸水平也会促使血压升高。当痛风和高血压同时存在时，会加重对肾脏的损害。所以，对于这类患者来说，要同时兼顾尿酸和血压的调理。

降压药物使用不当会增加血尿酸水平

在众多的降压药物当中，利尿剂会干扰尿酸的排泄，导致血尿酸水平升高，甚至诱发痛风，其中最常见的是氢氯噻嗪片和吲达帕胺。另外，一些复合制剂里面也含有利尿剂，比如缬沙坦氢氯噻嗪、氯沙坦氢氯噻嗪、厄贝沙坦氢氯噻嗪等，使用的时候一定要注意，并监测血尿酸水平，一旦发现血尿酸水平升高，可以在医生的指导下换药。

 鸿懿主任提醒

这些药物有升高血尿酸的副作用就彻底不能用了吗？当然不是，我们在使用每一种药物时都需要进行利弊分析，如果确实需要使用的话，也可以使用，尿酸高的话可以同时服用苯溴马隆片等，促进尿酸的排泄就可以了。

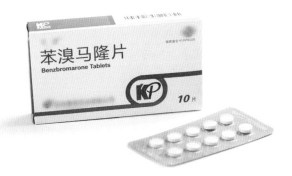

高血压 + 高尿酸，如何选择降压药

对于高血压合并高尿酸的患者，应选择对肾脏有保护作用的药物，比如"普利"类、"沙坦"类、"地平"类。推荐的首选药物是氯沙坦，既能降低血压，使降压作用持久、平稳，还能促进尿酸排泄。有研究表明，氯沙坦能降低血尿酸水平的15%~20%，对心、脑、肾等脏器具有保护作用。

吃碳酸氢钠能降尿酸吗

不能，西药降尿酸常用的药物只有三种：非布司他、苯溴马隆和别嘌醇。而碳酸氢钠并不是降尿酸的药，之所以有时会推荐患者去用，是因为尿中的pH值过低的话，容易导致尿酸性肾结石。因此，只有当患者尿液的pH值＜6的时候，才进行碱化尿液，比如大量喝水、服用碳酸氢钠等，使pH值保持在6.2~6.9即可。当pH值＞7的时候，就要停用碳酸氢钠，也不要喝苏打水，以避免增加发生钙盐结石的概率，或引起胀气、消化不良等胃病。

单纯靠饮食控制，能不能把尿酸降下来

人体内尿酸的原料是嘌呤，其中20%的嘌呤是从食物中摄取的，80%是体内生成的。所以，不吃高嘌呤食物，少吃中嘌呤食物，确实有助于降低血尿酸水平。但是，如果想使血尿酸水平达标，单纯靠饮食控制是很困难的，还需要在医生的指导下坚持用药。

 鸿懿主任提醒

既然控制饮食降尿酸的效果有限，那是不是就不必控制了呢？当然不是。如果不控制饮食，就意味着需要加大药物剂量，相应地药物的副作用也会增加。所以，对高血压伴痛风的患者来说，控制饮食+规律用药，才是降低血尿酸水平的正确做法。

多吃低嘌呤的蔬菜有助于排尿酸

蔬菜属于低嘌呤食物，富含水分、维生素C、膳食纤维等营养物质，食用后能促进尿酸的溶解、排泄，防止痛风结石的形成。所以，建议高血压伴痛风患者多吃蔬菜，每天的摄取量不低于500克，尤其是绿色蔬菜和深色蔬菜要占到一半以上。

推荐食谱——醋熘白菜

材料：白菜200克，葱花适量，盐、香醋、花椒各少许。

做法：

1.白菜洗净，切成片。

2.油锅烧至五分热放入花椒，炸至花椒表面开始变黑放入葱花爆香，然后放入白菜，大火快速翻炒，并及时放入香醋，大约炒1分钟后，再次放入盐、香醋调味即成。

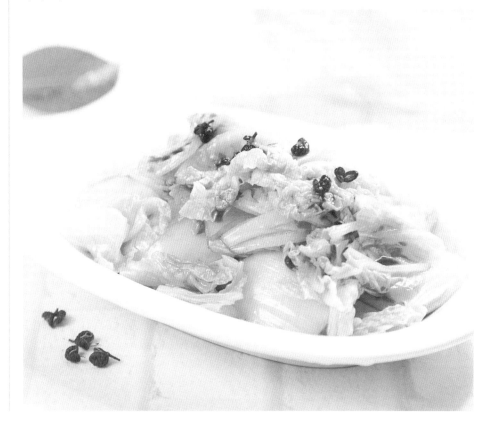

香菇、豆制品等这些号称高嘌呤的食物能吃吗

香菇、豆制品虽然都是高嘌呤食物，但是，人体对植物中的嘌呤吸收是很少的，即使摄入一些，对尿酸的影响也比较小。这一点，在《中国高尿酸血症相关疾病诊疗多学科专家共识》中也明确说明了："富含嘌呤的蔬菜，如蘑菇、菜花等以及豆制品，与高尿酸血症及痛风发作并无明显相关性。"所以，痛风患者是可以吃菌类和豆制品的。

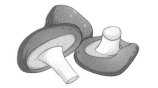

痛风患者到底能不能吃肉和鱼

痛风患者可以吃肉和鱼，但要考虑肉、鱼的种类和食用量，以及痛风的程度。

嘌呤含量	代表食物	食用建议
高嘌呤	● 动物内脏：如动物肝、肾、心等 ● 海产品：如沙丁鱼、凤尾鱼、牡蛎、扇贝、蛤蜊、小鱼干、基围虾等 ● 浓汤：如鸡汤、鸭汤、排骨汤等	禁食
中嘌呤	● 畜肉：如猪肉、牛肉、羊肉 ● 禽类：如鸡肉、鸭肉、鹅肉 ● 鱼：各种淡水鱼，及鳜鱼、鲈鱼、螃蟹、鳕鱼等嘌呤含量中等的海鲜	只要你的尿酸还可以，就可以少量吃些
低嘌呤	● 奶制品：牛奶、酸奶 ● 蛋：鸡蛋、鸭蛋、鹅蛋等 ● 海产品：海参、海蜇皮等	放心食用

痛风患者每天应该喝多少水，怎么喝

研究表明，饮水过少也是高尿酸血症和痛风的危险因素。因此，为促使尿酸排泄，痛风患者应该多喝水。

每天喝多少水

痛风患者每天应喝水2000 毫升以上，相当于250毫升的杯子8杯，或者500毫升的矿泉水4瓶。

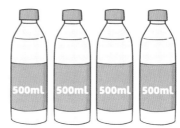

什么时候喝水

✓ 晨起后到早餐前30分钟。

✓ 早中餐之间。

✓ 中晚餐之间。

✓ 晚餐后45分钟到睡觉前。

✓ 有尿路结石者夜间加喝一次水。

✗ 饭前30分钟内。

✗ 饭后45分钟内。

喝什么水

✓ 白开水：偏碱性，最适宜急性期患者饮用。

✓ 矿泉水：微碱性，且含有微量元素和偏硅酸。

✓ 牛奶及其制品：尤其是脱脂奶和低热量酸奶，富含优质蛋白和钙。

✓ 淡茶水：恢复期患者可少量喝些红茶、黑茶、普洱茶等发酵茶，茶水不要浓。

✓ 无糖咖啡：黑咖啡或者用咖啡豆磨出来的咖啡，不加糖，可加脱脂牛奶。

✗ 纯净水：水质偏酸，且除去了有益的矿物质和微量元素，因此不适合饮用。

✗ 各种饮料：如可乐、橙汁、苹果汁等，含糖量高，会促使尿酸升高，加重痛风。

✗ 酒水：陈年黄酒、啤酒和白酒，最好戒掉；红酒可限量饮用，但喝酒后需要尽可能喝足量的水，以尽快冲淡和代谢走体内的乙醇，避免血尿酸水平升高。

✗ 浓汤：嘌呤会溶于水，所以各种肉汤、菜汤、火锅汤都不能喝。

高血压伴痛风的患者怎么运动

急性发作期

急性发作期的患者关节疼痛，是非常痛苦的，这时候要以静养为主，多卧床休息，不要运动。这个时期通常会持续1周左右。

缓解期

1.坚持适度有氧运动：急性发作期过后，进入缓解期，患者可以开始做一些恢复性运动，先做低强度的运动，如缓慢的散步等，然后逐渐增加至中等强度的有氧运动，比如快步走、慢跑、太极拳、健身操、瑜伽等，每次30~40分钟，每周保证3~5次为宜。

 鸿懿主任提醒

运动并不是越多越好，痛风患者一定要量力而行，每天坚持轻量运动，排酸效果比较好，而剧烈或者过度运动反而会导致体内血尿酸水平上升。

2.锻炼关节：痛风石多发生关节处，所以要多活动各个关节，以伸展和屈曲的动作为主，如手指伸展、张开、并拢、弯曲、握拳等；伸展手臂、屈肘、甩手等，屈膝静蹲、伸展膝盖、转膝等；旋转脚踝、伸展足弓、足趾抓地、踮脚尖等。

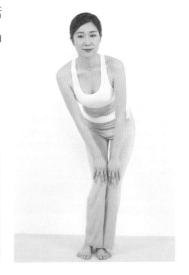

> **膝关节操——揉膝**
>
> 将双手手掌分别放置在两腿膝关节上，两手同时轻揉左、右膝关节各100次，力度适中，不宜用重力

高血压合并肾功能减退

高血压和肾脏的关系非常密切，长期血压升高会直接损害肾功能，所以，在临床上，高血压合并肾功能减退的患者很多，对这类患者来说，除了尽量保持血压稳定外，还要保护好肾脏，延缓肾损害。

高血压是怎么损害肾的

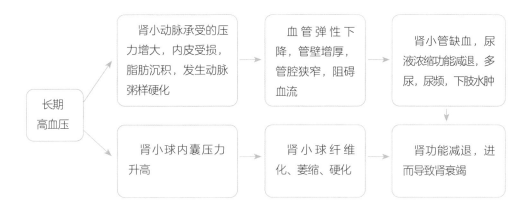

高血压伴有肾病，血压降到多少合适

《中国高血压防治指南（2018年修订版）》中有明确规定，高血压伴慢性肾脏病的患者在血压≥140/90毫米汞柱时，就要启动药物降压治疗，目标血压为<130/80毫米汞柱。如果是老年患者，可放宽至<140/90毫米汞柱。

高血压性肾病怎么用药

首选"普利"类、"沙坦"类降压药，可在降低血压的同时减少蛋白尿，尤其适宜有大量蛋白尿的患者或糖尿病肾病患者，可有效延缓肾损害。在用药期间，注意监测肾功能和血电解质水平。

如果患者肾功能已经显著受损，病情晚期血肌酐＞3毫克/分升，或肌酐清除率＜30毫升/分钟，使用上述药物有可能反而使肾功能恶化。

有肾病的高血压患者怎么吃盐，吃多少

高血压合并肾病的患者每天摄盐量应控制在1.5~3克。这里教大家一个简单粗略的计算办法，用啤酒瓶的盖子放满盐，抹平了，一瓶盖盐就相当于6克，半瓶盖大约3克。如果想更精准一些，市面上有很多能精准取量的工具。

另外，酱油里面也含有很多的盐分，10毫升酱油中就含有1.6~1.7克盐，所以如果做菜放酱油了，那就要减少当日的食盐用量。

 鸿懿主任提醒

　　鸡精、各种酱、腌制食品、熟食及零食中，都含有较高的盐，高血压合并肾病的患者最好都不要吃。

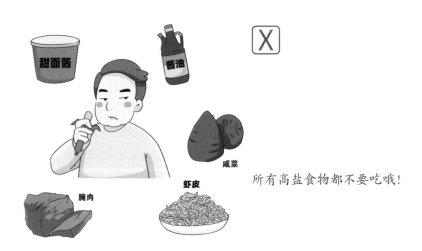

所有高盐食物都不要吃哦！

出现肾病后为什么要限制钾的摄入量

钾是人体必需的一种矿物质，一定量的钾可以帮助人体维持正常的生命活动，但是，如果体内钾过多或过少，则会引起一系列问题。肾脏是控制血液中钾含量的主要器官，当高血压患者出现肾病后，肾功能减退，就无法从尿液中排出多余的钾。当血液中的血钾浓度高于5.5毫摩尔/升，就是高钾血症了，患者会出现感觉异常、肌肉无力、瘫痪，严重时可出现心律失常，甚至心搏骤停。所以，有肾病的高血压患者需要限制钾的摄入量。

尽量少吃含钾高的食物

常见的高钾食物	
水果	香蕉、西瓜、葡萄、哈密瓜、桃子、猕猴桃、绿香瓜、柑橘、橙子、菠萝蜜、荔枝、桂圆、枇杷、番石榴、脆柿等
蔬菜	菠菜、苋菜、香菜、油菜、甘蓝、芹菜、莴笋、韭菜等各种绿叶蔬菜，及西蓝花、紫茄子、黄豆芽、柿子椒、大葱、雪里蕻等
豆类	鲜豌豆、大豆及其制品、鲜蚕豆、豇豆、赤小豆、绿豆等
菌藻类	各种蘑菇、木耳、紫菜、海带
谷薯类	荞麦、红薯、土豆、山药
鱼肉及禽畜肉类	鲤鱼、草鱼、猪肉、羊肉、牛肉、动物内脏、鸡肉等
调味品	低钠盐、薄盐或无盐酱油、鸡精
其他	各种坚果、干莲子、榨菜、干萝卜、咖喱粉、菜汤、咖啡、茶等

 鸿懿主任提醒

瓜果类蔬菜，如黄瓜、西葫芦、丝瓜、冬瓜、白萝卜、胡萝卜、南瓜等含钾较低，可常吃。

把食材焯水后再食用

钾溶于水，因此可将食物放入沸水中焯一下，如果是带皮的，比如土豆，需要先去皮，切成片或丝后再焯水；肉先切片再焯水等，就可以去掉很多的钾。将食材捞出后再进行正常烹调即可。

肾功能减退的高血压患者要避免大量喝水

高血压伴肾功能减退的患者不能大量喝水，因为喝水多，必然尿量大，而肾功能减退患者是不能尿量过大的，否则就会加重肾脏负担，也不利于血压的控制。所以，一定要控制好补水量，这里的水是广义的，除了饮水外，还包括粥、汤、水分大的蔬果里含的水分。补多少水，要看具体情况：

无低蛋白血症，肾功能还算好的患者：根据口渴、出汗、排尿的情况来补水，比如夏天出汗多，就多喝一点水；冬天出汗少，就少喝一点水。总之，要保证尿量，利于代谢废物的排出。

肾病综合征、急性肾炎、肾盂肾炎等有明显水肿时：除进食以外，水的摄入量一般是"量出为入"就是说每天出入量平衡，如果不渴，每天1000毫升左右就可以了。

高血压伴肾病患者应选择优质低蛋白饮食

人体离不开蛋白质，但如果蛋白质摄入太多，又会增加肾脏负担，所以，高血压伴肾病的患者既要补充蛋白质，满足身体的需要，又不能增加肾脏负担，我们把这个饮食原则就叫优质低蛋白饮食。其中包含了两个意思，即饮食中蛋白总量要低，但质量要高。

什么是优质蛋白

蛋白质种类	食物来源	对肾病患者的影响
优质蛋白	肉、鱼、蛋、奶、大豆及其制品等	利用率高，产生的代谢废物少，肾脏负担小
非优质蛋白	主食、蔬菜、水果、干果等	利用率低，产生的代谢废物较多，需要通过肾脏排泄，加重肾脏负担

优质低蛋白饮食如何搭配

普通主食+不控制蛋白质摄入总量（非低蛋白饮食）

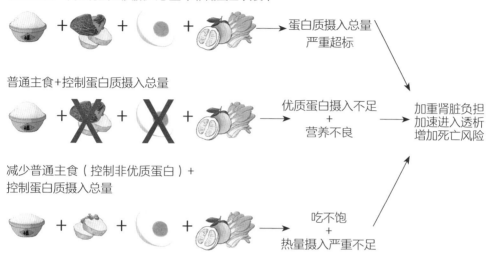

减少普通主食（控制非优质蛋白）+
控制蛋白质摄入总量

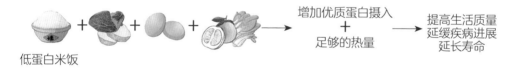

低蛋白主食（控制非优质蛋白）+控制蛋白质总摄入量

低蛋白米饭

增加优质蛋白摄入 + 足够的热量 → 提高生活质量 延缓疾病进展 延长寿命

为了控制蛋白摄入总量，吃普通主食，就必须减少动物蛋白的摄入，但必然会导致营养摄入不足。而把普通主食改为低蛋白主食，可以减少非优质蛋白的摄入，这样从主食中节约下来的蛋白质数量，就可以以优质蛋白的形式补充了。这样一来，既能满足肾病患者的营养需要，还能使菜式多样，口味丰富，便于长期坚持。

那么，什么是低蛋白主食呢？低蛋白主食有两种，都可以从市场上买到。

● 麦淀粉（即将小麦粉中的蛋白质部分去除取得的淀粉）制作成的食物，如粉丝、藕粉、拉皮、凉粉等。

● 低蛋白大米或面粉。

推荐食谱——清炖鲤鱼

材料：鲤鱼1条，香葱末、姜片、料酒各适量，盐少许。

做法：

1.将鲤鱼收拾干净，切块。

2.油锅烧热，放入姜片爆香，加水、鱼块、料酒、盐，煮至鱼肉熟，撒上香葱末即可。

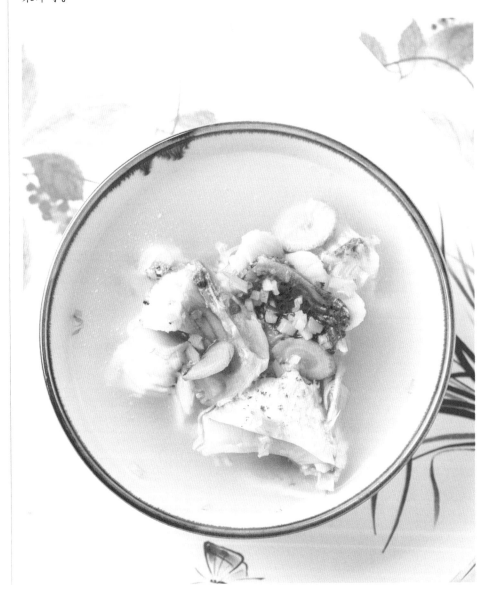

肾功能不全的高血压患者能吃蛋白粉吗

蛋白粉是由大豆蛋白、酪蛋白、乳清蛋白、豌豆蛋白等几种蛋白组合而成，属于植物蛋白，含有较多的非必需氨基酸，人体利用率低，还会产生较多的代谢废物，特别容易加重肾脏的负担，促进了肾功能的恶化。因此，肾功能不全的高血压患者最好不要吃蛋白粉。

高血压伴肾病做什么运动最好

适度的运动对稳定血压、改善肾功能有帮助，所以，建议患者在病情允许的前提下坚持运动。

运动形式

患者应根据自己的情况，选择适宜自己的运动，以有氧运动为主，如散步、快走、慢跑、游泳、骑自行车、韵律操、瑜伽、太极拳、广场舞等。避免那些需要屏气用力的抗阻运动，以免血压突然升高。

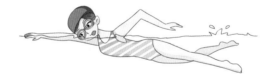

运动时间

10:00左右或傍晚运动比较好，避免清晨运动，以避开血压晨峰。

运动频率

在保证日常活动的基础上，每周至少要坚持3~5次的有氧运动训练，每次30~60分钟。如果一次坚持不了这么长时间，患者也可以根据自己的情况分次进行，先10分钟，待适应后再逐渐延长运动时间。

运动强度

以不感觉疲劳为宜，避免剧烈运动，在校学生应免修体育课。

高血压合并肥胖

肥胖是高血压的独立及首要危险因素，肥胖者的血压会进行性增高。高血压合并肥胖患者多伴有糖耐量减低和糖尿病，还伴有其他代谢紊乱和严重靶器官损害，属于心血管病的高危群体。因此，对这类患者来说，要想稳定血压，必须先积极减重。

高血压患者的健康体重应该是多少

高血压患者可以通过计算体重指数，来判断自己的体重是否超标或肥胖。

- 计算公式：体重指数（BMI）=现有体重（千克）÷身高的平方（米^2）
- 判断标准：

体型	消瘦	正常	超重	肥胖
体重指数	< 18.5	18.5~23.9	24~27.9	> 28

- 举例说明：张先生体重85千克，身高175厘米，那他的体重指数=85÷（1.75）^{2}=27.8

再对照上表，他的体重是超重了，而且已经接近肥胖。

为什么苹果型肥胖最容易引起高血压

苹果型肥胖，是指脂肪沉积在腹部，外形像个"苹果"，也叫中心性肥胖、腹型肥胖。一般来说，男性腰围≥90厘米，女性腰围≥85厘米，即属于苹果型肥胖。这种身材对健康的危害较大，较容易引起高血压。

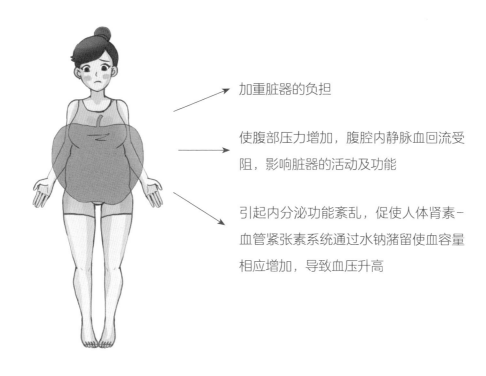

加重脏器的负担

使腹部压力增加，腹腔内静脉血回流受阻，影响脏器的活动及功能

引起内分泌功能紊乱，促使人体肾素－血管紧张素系统通过水钠潴留使血容量相应增加，导致血压升高

高血压伴肥胖的患者，血压要降到多少合适

此类患者血压目标最好能控制到140/90毫米汞柱以下（这里说的是诊室血压）。如果是老年患者，降压目标值可以适当放宽至150/90毫米汞柱。

肥胖型高血压如何治疗

对肥胖型高血压患者来说，超重和肥胖是导致血压升高的重要危险因素，所以，要想把血压降下来，光吃药是不够的，首先要把体重减下来。临床上有很多这样的患者，当把体重降到标准范围后，血压就会明显下降或恢复正常了。

调整饮食，把体重降下来

1.减少食物总量的摄入，比如可以用小碗代替大碗吃饭，并且每次吃饭用固定的小碗，这样每顿吃多少心里有数，慢慢地减少饭量。

三大碗饭

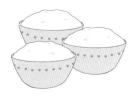

五小碗饭

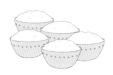

2.食物多样，合理搭配，并少食多餐，不吃夜宵。

3.改变吃饭的顺序，可以先喝少油的汤，再吃少淀粉的蔬菜和肉，最后再吃主食，注意细嚼慢咽，以利于消化。

4.控制脂肪（每天食用油10~20克）、盐（每天控制在2~5克）的摄入量，不吃甜食，不吃零食。

5.保证优质蛋白的供给（每天不少于50克），同时增加膳食纤维、维生素、矿物质的摄入。

6.采用蒸、煮、炖、氽等少油的烹调方法，忌煎炸、油爆、熘等油多的方法。

√有益血压、减重的食物	×影响血压、增重的食物
• 新鲜蔬菜、水果、糙米、燕麦、玉米、荞麦等富含膳食纤维的食物 • 蛋白、大豆及其制品、瘦肉、鱼类等富含优质蛋白的食物 • 黄绿色蔬菜等富含钙元素的食物 • 黑米、黑豆、海参、紫菜、苋菜、莲子等富含镁元素的食物 • 芹菜、丝瓜、茄子、莴笋、豌豆苗、蘑菇等高钾低钠的食物 • 蘑菇、木耳、海藻、紫菜、洋葱、大蒜、葡萄等有益心血管的食物	• 腌肉、腌鱼、酱菜、方便面、快餐等高钠盐食物 • 各种果脯、糖果、巧克力、冰激凌、罐头、含糖饮料等高糖食物 • 肥肉、肉皮、动物油、奶油、黄油等高脂肪食物 • 蛋黄、动物内脏、鱿鱼等高胆固醇食物 • 爆米花、虾条、雪饼、仙贝、薯条、薯片、油条、油饼、炸鸡、炸鱼、煎鸡蛋等煎炸烤食品 • 酒、浓茶、咖啡等刺激性饮品

推荐食谱——**竹笋豆腐汤**

材料：豆腐1块，竹笋1根，盐、酱油、白醋各适量。

做法：

1. 把豆腐切块，竹笋切丝。
2. 炒锅烧热，放入油，再放竹笋丝、豆腐块炒几下，加水煮开，加盐、酱油同煮2分钟，最后放入白醋即可。

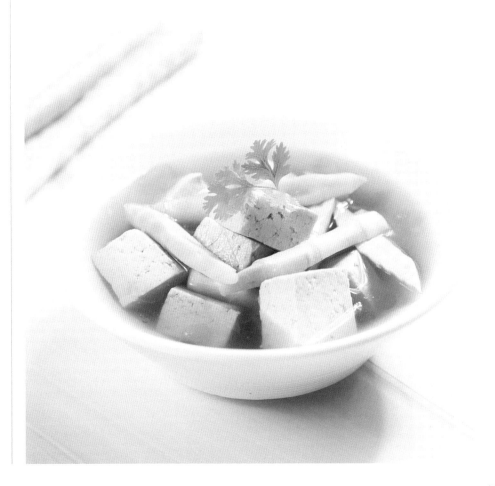

推荐食谱——木耳白菜汤

材料：水发木耳100克，白菜250克，虾皮5克，水发海带20克，盐、葱丝、姜片各适量。

做法：

1.将木耳洗净，撕成小朵；白菜、水发海带分别洗净，切片。

2.热锅，倒入油烧热，用姜片、葱丝、虾皮爆锅，放入白菜片、木耳煸炒一下，加入海带片，倒入适量清水，大火煮沸5分钟左右，放入盐调味即可。

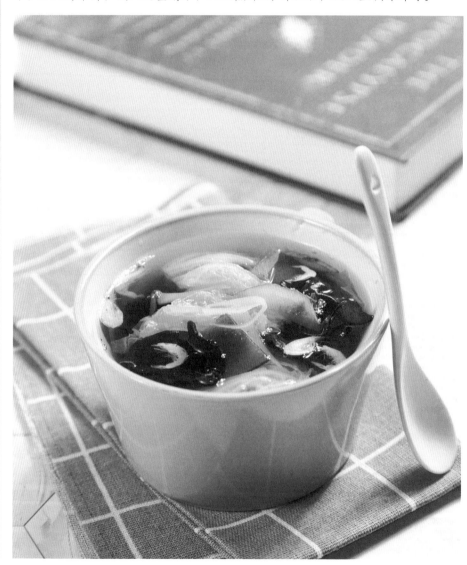

加强运动，减掉内脏脂肪

肥胖的高血压患者要养成规律运动的习惯，坚持有氧运动，可以帮助减轻体重。

1.平时可坚持骑车或步行上下班。

2.可选择散步、快步走、慢跑、健身操、游泳、太极拳、瑜伽、跳舞等有氧运动，每周3次以上，每次30分钟以上。

3.循序渐进，增加运动量，可以先定一个小目标，比如每天走1000步，身体适应后，再逐步提高目标，慢慢地增加到6000步、10000步。

 鸿懿主任提醒

为了能够坚持减肥，大家可以打造一个减肥的朋友圈，告诉家人、朋友自己要减肥了，让他们对你提供帮助和支持，远离以吃喝为目的的聚会。另外，家里准备一个皮尺（用来测量腰围）、一个体重秤，每周量一次，并做好记录，或者发到朋友圈请大家见证，争取体重每周减轻1公斤左右，这样规律的减重才是正常且安全的，也最有利于血压稳定。

遵医嘱服用药物

为了更好地控制血压，患者可以在控制饮食、坚持运动的基础上，辅以药物治疗。

1.选择"他汀"或"贝特"类降脂药来帮助降低血脂，缓解动脉粥样硬化。

2.选择"普利"类或"沙坦"类、"地平"类降压药来降低血压，同时有助于改善胰岛素抵抗，预防糖尿病的发生。

肥胖的人吃芹菜可以降血压吗

肥胖人群光靠吃芹菜是肯定降不了血压的，更不可能代替降压药物。芹菜对于高血压的影响主要是因为它含有很高的钾，具有舒张血管的作用；同时芹菜的热量很低，富含膳食纤维，有助于肥胖人群控制热量摄入，起到降脂减肥的作用。

但是，这些都只是局限的作用。大家需要注意的是，芹菜中的钠盐含量是很高的，每100克芹菜茎中含有钠159毫克，如果大量吃芹菜，反而会有升高血压的风险。所以，不建议肥胖的高血压患者通过大量吃芹菜来降压。当然，在日常饮食中适量食用是没有问题的。

推荐饮品——芹菜苹果汁

材料：芹菜100克，苹果1个。

做法：

1.芹菜洗净，切碎；苹果洗净，去皮，切小块。
2.先把芹菜放入榨汁机中榨汁，再放苹果榨汁，倒入杯子内，混匀后即可饮用。

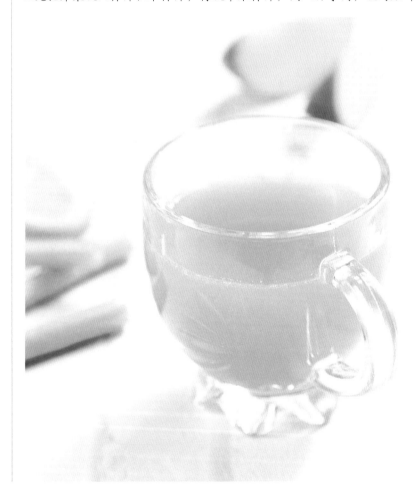

肥胖型高血压患者能吃减肥药吗

为了尽快把体重降下来，有些肥胖型高血压患者就问我："大夫，我能不能吃点减肥药？这样减得快。"服用减肥药控制体重是不作为首选推荐的，因为目前国内减肥药市场比较混乱，而且其临床的远期效果还有待评价。所以，对高血压患者来说，推荐的减肥方法依然是少食多运动的健康减肥方式，从而达到控制血压和体重的目的。

高血压患者靠代餐减肥靠谱吗

最近，代餐食品销售火爆，在朋友圈经常看到有人在推销，比如代餐粉、代餐饼干、代餐奶昔、代餐粥等。那么，代餐真的是减肥神器吗？高血压患者能不能靠代餐来减肥呢？

先说一个患者的经历：

他体重超过了100公斤，血压高，医生让他减肥，他懒得运动，在朋友的推荐下买了代餐粉来减肥。吃了一段时间，他整体的精神状态和身体状态都非常差，比正常吃饭差很多，血压波动更大了。他感觉不太对，就不敢吃了。

所谓代餐，就是取代部分或全部正餐的食物，它们本身都是食物提取物，具有高纤维、低热量、易饱腹等特点，是安全的食品。但是，为什么上述患者吃了不舒服呢？因为吃法不安全，拿代餐当神药，每天大量摄入代餐食品，而不吃其他食物，时间长了，能量摄入不足，就容易导致营养不良、贫血、抵抗力低下。

所以，任何代餐都只能是一时之举，不能作为长期之用。要想健康持久减肥，就要在医生指导下，合理搭配饮食，通过坚持运动改变体形和体质，减少脂肪，稳定血压。

代餐粉　　　　代餐奶昔

代餐粥　　　　代餐饼干

这些代餐食物只能偶尔食用，不能完全代替正餐

高血压患者可以用生酮饮食法减肥吗

生酮饮食也是目前一种很流行的减肥方法，据说不运动、不节食就能在短时间内快速减重。但从医生角度来讲，**真的不推荐高血压患者采用这种方法减肥。**2021年9月，美国的医学专家对生酮饮食进行了全面评估，研究结果认为，生酮饮食的风险大于益处。

什么是生酮饮食呢？简单来说，就是脂肪高比例（供能比70%~80%）、碳水化合物低比例（供能比5%~10%），蛋白质（供能比10%~20%）和其他营养素合适，这样的一种配方饮食。最开始是用来治疗儿童难治性癫痫，现在用于减肥了。

这种饮食方法的问题在于：

1.要严格限制高碳水食物的摄入。

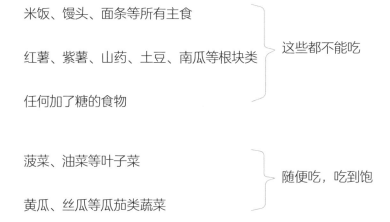

米饭、馒头、面条等所有主食

红薯、紫薯、山药、土豆、南瓜等根块类 ｝ 这些都不能吃

任何加了糖的食物

菠菜、油菜等叶子菜

黄瓜、丝瓜等瓜茄类蔬菜 ｝ 随便吃，吃到饱

2.要摄入大量的高脂、高蛋白食物，比如鸡蛋、鸡肉、畜肉等。

这种高脂低碳水的饮食方式确实能让人在3~6个月内快速减重，但高血压伴肥胖患者的饮食要求限制脂肪的摄入，所以在这一点上，生酮饮食难以做到。而且一旦停止生酮模式，很可能会控制不住地暴食高碳水食物，使人陷入暴瘦和反弹的恶性循环，甚至会增加酮症酸中毒、骨质疏松、肾结石、闭经等病症的风险。因此，再次提醒大家，如果是高血压或高胆固醇患者，在开始生酮饮食前，一定要先咨询相关医生。

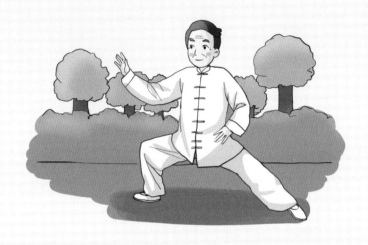

第七章

高血压患者的四季保健法

　　人体的血压不仅在一天之中会出现"两峰一谷"的现象，还会随着四季气候的变化而发生波动，主要表现为天气冷时血压就高，而天气热血压又会下降。这时候，高血压患者就不能一成不变地按照单一的方法来保健了，降压药也需要适时地进行调整，这样才能尽可能地保持血压稳定，减少心脑血管病的风险。

春季：血压波动大，如何稳住血压

为什么春季里血压总是忽高忽低

春季血压波动大，主要是因为春季的早晚温差比较大，还会有"倒春寒"，气温忽冷忽热，变化频繁，就会造成血压的忽高忽低。尤其是老年高血压患者，因为血管弹性差，血压波动就会更加明显，极易诱发脑卒中、心肌梗死等心脑血管意外。

| 中午气温上升 | → | 人体温度升高，血管舒张，血流阻力减小 | → | 血压下降 |

| 早晚气温下降较多 | → | 机体为了维持正常体温，血管会明显收缩，血管阻力就会增大 | → | 血压升高 |

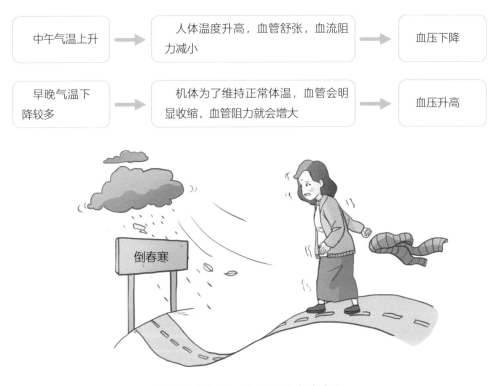

气温忽冷忽热，血压随之忽高忽低

春季血压波动如何调整降压药物

有些患者因为春季气温升高了，就擅自减掉降压药的剂量，甚至是停用降压药，这是不对的，一定要坚持服用药物。

血压波动大的患者也不要擅自调整药物剂量，应加强血压监测，记录每天早晨和晚上的血压情况，如果连续一周血压波动都很大或升高了，要及时到医院，给医生看你记录的这一周的血压情况，然后在医生的指导下调整用药。

"春捂"对稳定血压有帮助吗

春季乍暖还寒的时候，最容易刺激血管，使血压产生波动，所以这时候捂一捂，对稳定血压有帮助，也可以预防和降低心脑血管疾病的发生概率。

什么时候捂

15℃可以视为捂与不捂的临界温度。如果日平均气温在15℃以下，或日夜温差大于8℃，最好不要脱棉衣。当气温持续在15℃以上，且相对稳定时，就可以不捂了。

 鸿懿主任提醒

　　如果感觉不冷，同时在日常活动中不冒汗、不吃力，说明身上的衣物是合适的。如果行动的时候明显冒汗，则要适当减掉衣服，否则容易感冒，有悖于春捂的初衷。

怎么捂

春捂讲究"上薄下厚，重首足"。就是要随温度变化增减衣服，早晚冷的时候多穿点，中午气温高了就少穿点，先减上衣，后减下装，尤其要注意头、脚的保暖，早晚出去戴上帽子、围巾，鞋子也要穿得暖和一点。

 鸿懿主任提醒

　　北方停了暖气之后，室内还是比较冷的，这时候可以开空调或电暖气取暖，让室内保持温暖。特别对一些老年高血压患者来说，血管硬化比较严重，千万不要省这点儿钱，避免血压波动更重要。

高血压患者"春困"太严重，须提防脑卒中

一到春季，气温回升，很多人都容易感觉困倦，甚至哈欠连天，也就是我们所说的"春困"。春困本来是一种季节变化时出现的正常生理现象，但如果是高血压患者，尤其是老年患者，频繁出现打呵欠等类似"春困"的现象，就要提防是脑卒中的前兆。

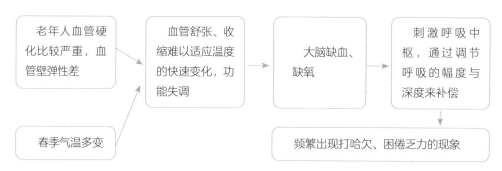

所以，如果老年人频繁打哈欠、困倦，同时伴有血压升高、头晕、头痛、走路不稳等症状，一定要警惕是否是脑卒中的先兆，并尽早采取措施。

高血压患者如何缓解"春困"

如果排除了脑卒中的风险，高血压患者可以通过一些方法来缓解"春困"。

1.早睡早起，保证充足的睡眠，每天午睡半小时。

2.经常开窗通风，保持室内空气新鲜，对消除春困有帮助。

3.饮食有节制，不要吃得太饱，因为进食过多会导致消化道血供增多，间接导致脑供血不足，也会出现"春困"症状。

4.适当的活动可以增加血液循环，使大脑兴奋起来。

春季感冒高发，高血压患者该如何选择感冒药

春季气温不稳定，容易感冒，高血压在选择感冒药的时候，要注意看一下感冒药的成分，否则选错了，可能会带来一些风险。

感冒药成分	作用	副作用	服用建议
带"麻"字的感冒药，比如盐酸伪麻黄碱、氨酚伪麻美芬、酚麻美敏等	减轻鼻腔黏膜充血、消除鼻塞	收缩血管，导致血压、眼压、血糖升高	• 没有鼻塞症状，尽量不选 • 有鼻塞症状，血压稳定，不必刻意避开 • 有鼻塞症状，血压控制不理想，尽量不选
带"氨、酚"的感冒药，如对乙酰氨基酚（扑热息痛）	解热镇痛	刺激消化道	有消化道溃疡的高血压患者禁用

 鸿懿主任提醒

　　市面上的复方感冒药很多都含有对乙酰氨基酚，如果同时吃多种感冒药，很容易造成此成分过量，伤害肝脏，所以购买时一定要看清说明书中的成分。此外，高血压患者服用感冒药时，要注意跟降压药错开半小时服用，以免相互影响药效。

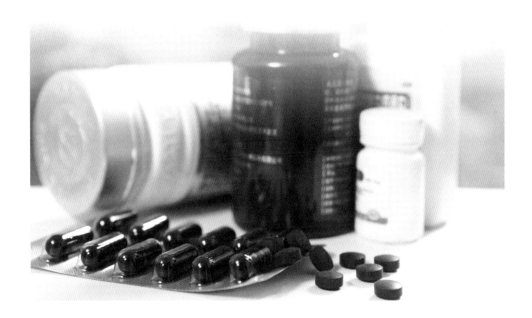

高血压患者踏青春游要注意什么

春暖花开，很多人都想到郊外玩一玩，踏踏青。高血压患者如果血压控制得比较好，在身体条件允许的情况下，也可以去春游。

出游前的准备

1.带好降压药：平时吃的降压药要带在身上，以防万一；合并冠心病的患者需要带硝酸甘油等急救药。

2.衣物：出游前要了解目的地的气温情况，携带适宜的衣物。

3.食物：可携带一些水果、蔬菜、全麦面包等，高盐高糖的零食、方便食品尽量少带。

4.水：可以用2000毫升的保温杯携带温水，就够一天的饮水量了。

春游过程中的注意事项

1.最好是结伴而行，不要单独出行，以便互相照应。

2.乘坐安全平稳的交通工具，晕车严重的患者可在乘车前半小时服用晕车药。

3.尽量选择较平稳的地方，最好不要去爬山或参加一些刺激性的游乐项目。

4.当感到疲劳或有不舒服时，要立即原地休息，以免过度劳累造成危险。

5.注意饮食，尽量保证按时用餐，食物要新鲜、干净、卫生。

6.随时补充温水，不要等口渴再喝，可以避免血液黏稠，血压波动。

7.注意保暖，避免受寒。

 鸿懿主任提醒

　　这些高血压患者不宜出游：
　　1.重度高血压患者或有严重合并症的患者。
　　2.中度以上心功能不全者。
　　3.经常有心绞痛的患者。
　　4.血压波动较大者。
　　5.有严重心律失常者。

夏季：血压降低，重点防血栓

为什么很多人一到夏季血压会变低

很多高血压患者反映，一到夏季血压就低，这其实是夏季的炎热天气造成的。

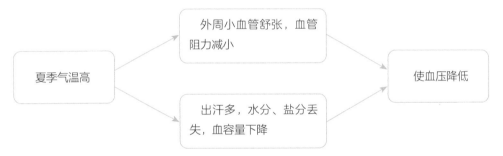

夏季血压低能停药吗

虽然夏季血压偏低，但高血压患者也不能擅自停药或减小剂量。因为血压偏低是受季节因素的影响，而不是说高血压痊愈了。大多数患者的血压虽有一定程度的下降，但降幅不会太大，所以一般不需要停药。如果现在停了，等天气转冷的时候，血压还会升回去，还得继续服药。而且大多数降压药物都有一定的不良反应，多出现在用药初期，若重新服药，又要重新经历一次适应不良反应的过程。所以，如果血压过低需要调整药物的时候，建议咨询医生，通常是减到最小治疗量维持治疗，而不是完全停药。这样可以保证规律的用药习惯，对高血压的长期治疗来说非常重要。

夏季血压偏低出现三种情况时，降压药需减量

1.血压值低于高血压患者之前预定的目标值，比如老年高血压且有冠心病的患者，以130/80毫米汞柱为控制目标，但是不能低于120/70毫米汞柱，如果在夏季血压低于120/70毫米汞柱，就要适当地减少降压药的剂量。

2.收缩压低于110毫米汞柱时，降压药需要适当地减量。

3.高血压患者出现了低血压的症状，比如头晕、胸闷或者是体位性的眼前发黑等，也需要减少降压药的剂量。

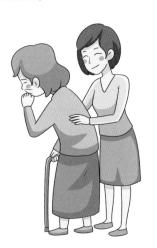

所以，高血压患者在夏季要加强血压监测，根据血压情况，在医生的指导下，合理调整降压药物的剂量，特别是减少利尿剂及其他含有利尿剂成分的复方制剂的使用，以避免血压过低，诱发心脑血管病发作。

夏季高血压患者如何吹空调最安全

高血压患者夏季使用空调时，有三点需要注意：

○ 温度 ○	○ 时间 ○	○ 风向 ○
以27℃为宜，不宜低于25℃，室内外温差＜8℃，否则过大的温差会促使脑部血管不断收缩、扩张，易使血管破裂	下半夜把空调关上，打开窗户；上午10点以前不开空调；开空调1~3小时后打开窗户通风换气；如果条件不允许，最好每隔1小时到室外或有窗户的地方换换气	空调风最好向上吹，避免冷风直吹背部、肩颈、头部。如果是公司的中央空调，可披一件衣服或披肩，以免冷风造成血液运行不畅，出现心脑供血不足而发生危险

天热出汗多，多喝水可以防血栓

夏天天气炎热、出汗较多，一旦体内缺水，血容量减少，血压会下降，容易诱发脏器缺血，这也是盛夏时节部分高血压患者发生脑卒中、心肌梗死的原因之一。所以，高血压患者在夏季一定要及时补充足够的水分，在空调房内即使不感觉口渴也要喝，因为一旦口渴，就说明人体已经严重缺水了。

此外，也可以吃些西瓜等水分多的水果，或者用新鲜蔬菜和水果搭配做成果蔬汁，或者喝些绿豆汤，既能补水充分，又能消暑。

推荐饮品——西瓜汁

材料：西瓜半个。

做法：

1.将西瓜洗净，去皮和子，切成小块。
2.将西瓜块放入料理机中打成汁，倒入杯中即可饮用。

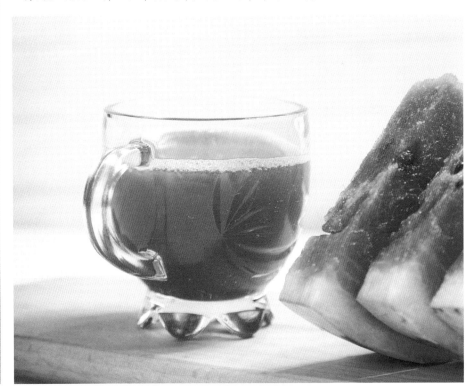

夏季高血压患者能喝冷饮吗

最好不喝。夏季气温高，血管处于舒张状态，如果突然饮用冷饮，血管突然受到寒冷刺激会骤然收缩，使血压升高。尤其是老年人或伴有动脉粥样硬化、冠心病的高血压患者，本身血管的自我调节能力就很差，遇到突然的寒冷刺激更容易发生心脑血管意外。

夏季高血压患者如何运动

运动时间

夏季运动的时间最好是安排在16:00以后或傍晚，这时候太阳没那么晒了，气温也降下来一些了，正好出来活动活动，对维持血压稳定很有帮助。

运动强度

对于高血压患者来说，应该选择那些体力负荷不大，不过分低头弯腰、但全身又能得到活动、动作较缓慢、强度较低的全身运动，比如走路、打太极拳、上下楼梯、骑自行车、游泳等。现在社区里大多都有健身器材，如转腰器、拉伸器、平步机等，每天利用一下也是不错的选择。总之，运动量不要太大，也不要太剧烈，在运动过程中要避免大量出汗，注意随时补充水分，这样才有利于血压的平稳。

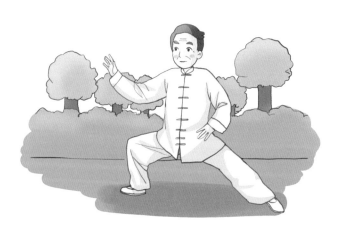

秋季：血压再次波动怎么控制

高血压患者适宜"秋冻"吗

不适宜。秋季是高血压多发的时节，此时天气一天比一天凉，早晚温差大，一冷一热的气温变化，容易使血压波动变大，老年人因为对环境温度变化的适应性较差，血管弹性也差，血压波动就更加明显。这就是为什么很多高血压患者一到秋季，就觉得血压不好控制了，原因就在于此。所以，建议高血压患者及时关注天气变化，及时增添衣物，注意保暖，不能"秋冻"，以免发生意外。

高血压患者秋季容易流鼻血是怎么回事

这是因为高血压患者的鼻腔血管弹性差，老年人的血管更脆，在血压波动时，就容易发生破裂出血。因此，如果老年患者流鼻血，出血量较多，且不易自止，出血前鼻部有搏动感，在排除了外伤、鼻腔肿物及全身疾病等因素后，首先要考虑是否为血压不稳定，这时一定要马上量量血压。

秋季血压波动大时不要轻易更换降压药

秋季血压升高，波动幅度大时，千万不要轻易更换降压药，因为每类药物的副作用都有所不同，已经适应某种药物，如果换药，还得重新适应。这对维持血压稳定很不利。因此，建议大家在血压波动大时做好血压监测，并及时就医，在专科医生指导下调整降压药的剂量。

高血压患者如何正确"贴秋膘"

有些地方有"贴秋膘"的习俗，就是在秋季天气变冷的时候开始吃肉，吃热量高的食物，为过冬做准备。高血压患者如果想"贴秋膘"的话，可不能盲目地大补特补，否则引起血压波动就得不偿失了。

1.以清补为主，多吃一些营养丰富，又有降压作用的食物，如山药、莲子、银耳、百合等，以增强体质；少吃肥甘厚腻、辛辣、甜黏之品。

2.控制食量，不能因为秋天食欲好就贪吃，七八成饱最合适。

3.在肉食的选择上，要适当多吃些鱼虾等水产，以及鸡、鸭等禽类，少吃猪、牛、羊肉等脂肪含量较高的肉类。

4.多吃一些能帮助降低血液黏稠度的食物，比如山楂、木耳、大蒜、洋葱、青葱、青椒、香菇等。

推荐饮品——百合莲子粥

材料：大米100克，干百合、莲子各25克。

做法：

1.将干百合、莲子分别洗净，用清水泡软。
2.将大米淘洗干净后，与泡好的百合、莲子一起煮成粥。

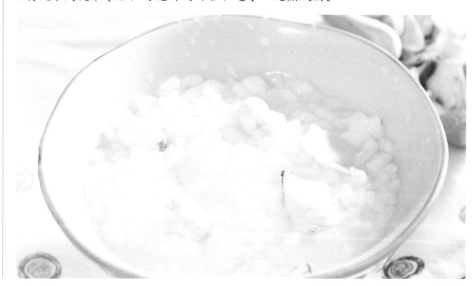

秋季高血压患者如何润燥防血栓

秋季气候干燥，人体水分消耗过快，容易造成缺水，使血液黏稠度过高，血流减慢，这种情况很容易形成血栓，诱发心肌梗死、脑梗死等心脑血管疾病的发生。所以高血压患者在秋季一定要特别注意润燥防血栓。

1.多喝水，尤其是晚上临睡前和早晨起床后，喝一杯温开水，可降低血液黏稠度。白天也千万不要等口渴了再喝水，那时候身体就已经缺水了！

2.喝一些清淡的花茶，有助于防止秋燥，降低血液黏稠度。

3.适当多吃一些滋润的应季蔬果，如梨、柑橘、猕猴桃、苹果、葡萄、荸荠、莲藕、冬瓜、萝卜等，生食、榨汁均可，既能补水，还能补充维生素、矿物质，帮助稳定血压。

推荐饮品——**山楂茶**

材料：山楂30克。

做法：

1.将鲜山楂洗净切片，去核。
2.放入杯中，用沸水冲泡，加盖闷15分钟左右即可饮服，一般可冲泡3~5次。

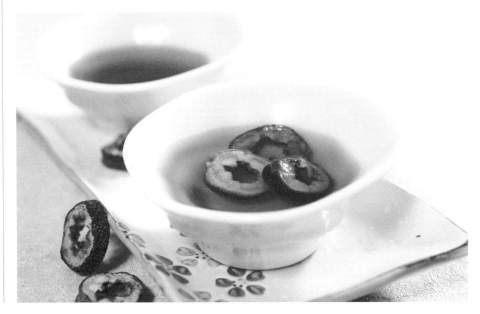

冬季：血压逐渐升高如何平稳降压

为什么天气越冷血压越高

很多高血压患者都有这种经历，一到冬天，血压就噌噌地往上长，天气越冷血压越高，变得难以控制，这是为什么呢？其实就是寒冷的天气造成的。

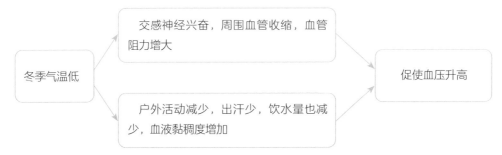

所以，高血压患者，特别是老年患者，在冬季要注意天气变化，勤测血压，如果血压波动大，要及时就医复查，根据血压水平及波动情况调整用药，确保安全过冬。

冬季血压升高，可以增加药量吗

高血压患者如果冬季血压升高幅度很大，就需要增加降压药的剂量，但不能自己做主增加药量，否则一旦药量太大，血压突然降得过猛或过低，大脑供血不足很容易导致脑卒中的发生，这种情况在临床上并不少见，特别是在老年患者中发生率很高。所以，一定不要嫌麻烦，及时到医院，在专科医生指导下调整降压药的治疗方案，力求平稳降压。在调整用药时，要把握好以下两个原则：

慎用利尿剂、镇静剂

● 冬季饮水减少，若再大剂量使用利尿剂，会导致人体内水分流失，使血液黏稠度增加，血流缓慢，大脑供血不足，造成缺血性脑卒中

● 冬季血压升高时精神紧张，需使用舒缓的镇静剂辅助治疗，如不慎使用急效镇静剂，可能会使血压短时间内急剧下降，大脑供血、供氧不足，诱发缺血性脑卒中

强调小剂量联合降压

如果现在服用的降压药已经达到最大剂量，就应联合应用另一种降压药，而不应该继续再增加剂量，以免加大其不良反应

冬季昼短夜长，规律睡眠有利于血压稳定

冬天白天短，夜晚时间长，很多老年人习惯天黑就睡觉，可如果睡得太早的话，早上可能就醒得很早，这样一来，白天就容易困倦，午睡时间就要稍延长。老年人血压自我调节敏感性下降，加上昼夜节律紊乱，对血压稳定就很不利。所以，在冬天的时候，高血压患者一定要做到规律的睡眠，适当晚睡晚起，每天保证7小时左右的睡眠，以避免睡眠时间紊乱造成的血压忽高忽低。

高血压患者在冬季如何防寒保暖

寒冷的天气会刺激血压升高，所以，高血压患者应关注天气变化，恶劣天气时尽量不出门。需要上班或外出办事时要做好保暖，特别要保护好头、颈、足。

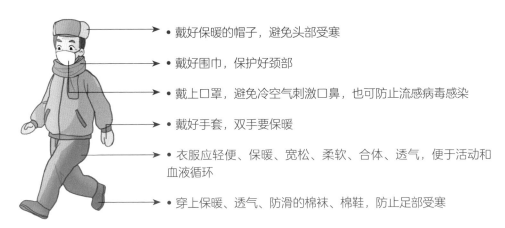

● 戴好保暖的帽子，避免头部受寒

● 戴好围巾，保护好颈部

● 戴上口罩，避免冷空气刺激口鼻，也可防止流感病毒感染

● 戴好手套，双手要保暖

● 衣服应轻便、保暖、宽松、柔软、合体、透气，便于活动和血液循环

● 穿上保暖、透气、防滑的棉袜、棉鞋，防止足部受寒

冬季火锅盛行，高血压患者能吃吗

在寒冷的冬天，人们都喜欢吃一些热气腾腾的食物，比如火锅，就非常受欢迎。那么高血压患者能吃火锅吗？可以吃，但要少吃，而且吃的时候还要有讲究，不能随心所欲，暴饮暴食。

锅底：最好选择清汤等不辣的锅底，过辣的话会刺激血压升高。

食材：要荤素搭配，多吃新鲜蔬菜，少吃肉类；少吃虾饺、鱼丸、肉丸、动物内脏、火腿等高脂、高胆固醇食物。

蘸料：尽量清淡，可以放一些葱姜蒜、醋提味，少放油、盐、辣椒。

饮品：可喝些鲜榨果汁、酸奶、杏仁露、椰汁、淡茶等，能够清除吃火锅时的油腻，但切忌喝冷饮，以免刺激血压骤升，发生意外。

 鸿懿主任提醒

火锅汤里油脂、盐、嘌呤等都很多，所以，高血压患者千万不要喝火锅汤。

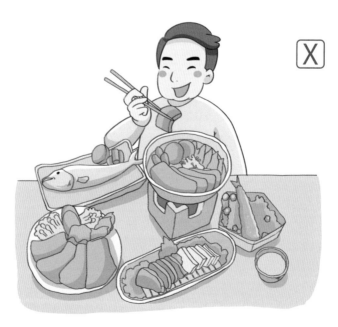

吃火锅要有节制，多吃蔬菜、少吃肉

高血压患者冬季输液通血管能预防心脑血管意外吗

有些老年高血压患者，一到冬天，就去医院输几天疏通血管的药物，认为这样可以预防心肌梗死、脑梗死等心脑血管意外。这种做法其实是错误的，甚至还会给身体带来伤害。

心肌梗死、脑梗死等心脑血管疾病主要是由动脉粥样硬化斑块堵塞血管所致，而斑块的形成是长期积累的结果，仅靠几天的输液并不能阻止斑块的进展，更起不到预防作用。而且输液还可能加重心、肾负担，特别是心功能或肾功能不全的高血压患者，大量输液极易引起心衰、肾衰发作，这是非常危险的。此外，输液本身还有静脉炎、过敏反应等风险。

除非是非常危重的高血压，或者不稳定的心脑血管疾病，或口服药无法控制的心脑血管疾病，才需要输液治疗。健康生活、监测血压、规律用药才是高血压患者预防心脑血管疾病的基础。

高血压患者接种流感疫苗能降低心血管意外的风险吗

多项研究表明，流感疫苗可以降低心血管意外的风险，建议高血压患者，特别是65岁以上的老年患者，在每年的10月底、11月初接种流感疫苗。因为打了疫苗21天之后才能产生抗体，抗体对人体的保护时间是6个月，所以10月底打完疫苗，可以保护我们到来年的4~5月份，完美地覆盖整个流感高发期。

冬季晒太阳能帮助降低血压吗

冬季晒太阳确实有利于降低血压，这是因为接受阳光照射会使体表温度升高，促使血管扩张，血压下降；同时，阳光中的紫外线能改变一氧化氮在血液和皮肤中的含量，使血压降低，进而降低脑卒中和心脏病发作的风险。

所以，如果冬季天气好，建议高血压患者出门晒晒太阳，最好选择9:00~11:00、15:00~17:00这两个时段，每天晒30~60分钟。

鸿懿主任提醒

　　晒太阳也不是越多越好，过度的紫外线照射会使人反应迟钝，可诱发皮肤病，所以，即使是冬季，晒太阳也要避开紫外线强的时间段。

高血压患者在冬季怎么运动

　　冬季要想控制好血压，适当的运动同样不能少。天气好时，可出去做做户外有氧运动，比如散步、慢跑、打太极拳等，每次20~30分钟，注意千万不要太早出门，以免早上寒冷刺激血管，发生意外。如果是大风、雨雪、雾霾等天气，最好是在家里做些室内运动，比如拍打操、甩手操等都可以。

冬季户外运动的三个阶段

● 运动开始前：先做热身运动，如活动一下手腕、脚腕，做做腿部拉伸等，做5~10分钟，让身体逐渐进入运动状态

● 运动过程中：坚持连续有氧运动20~30 分钟，适当补充一些水分，避免出现憋气、急停急起、弯腰低头（头的位置不要低于心脏水平）等动作

● 运动结束后：让身体逐渐放松下来，不要立即停下、坐下休息或躺倒；有汗要及时擦掉、更换衣物，避免着凉；及时补水，要小口小口地慢慢喝，不要一次喝很多

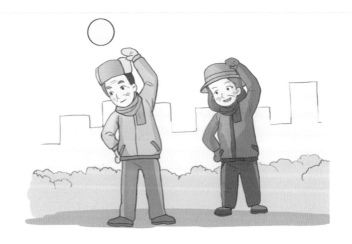